首都医科大学附属北京地坛医院　组织编写

艾滋病患者
自我管理手册

主编　张福杰　赵红心

人民卫生出版社
·北京·

图书在版编目（CIP）数据

艾滋病患者自我管理手册 /张福杰，赵红心主编
. —北京：人民卫生出版社，2021.8
ISBN 978-7-117-31864-8

I.①艾…　Ⅱ.①张…②赵…　Ⅲ.①获得性免疫缺
陷综合征 – 防治 – 普及读物　Ⅳ.①R512.91-49

中国版本图书馆 CIP 数据核字（2021）第 153166 号

人卫智网	www.ipmph.com	医学教育、学术、考试、健康，
		购书智慧智能综合服务平台
人卫官网	www.pmph.com	人卫官方资讯发布平台

艾滋病患者自我管理手册
Aizibing Huanzhe Ziwo Guanli Shouce

主　　编：张福杰　赵红心
出版发行：人民卫生出版社（中继线 010-59780011）
地　　址：北京市朝阳区潘家园南里 19 号
邮　　编：100021
E - mail：pmph @ pmph.com
购书热线：010-59787592　010-59787584　010-65264830
印　　刷：北京铭成印刷有限公司
经　　销：新华书店
开　　本：889×1194　1/32　印张：8.5
字　　数：176 千字
版　　次：2021 年 8 月第 1 版
印　　次：2021 年 10 月第 1 次印刷
标准书号：ISBN 978-7-117-31864-8
定　　价：39.00 元

打击盗版举报电话：010-59787491　E-mail：WQ @ pmph.com
质量问题联系电话：010-59787234　E-mail：zhiliang @ pmph.com

编委会名单

主　编　张福杰　赵红心

副主编　王凌航　郜桂菊　梁洪远　韩　晶　王克荣

编　委　（按姓氏笔画排序）

于艳平　马晓靖　王　宇　史君洁　白　静

旭　东　刘　军　孙挥宇　纪世琪　苏　叶

李培亮　李勤涛　李镇男　李曙光　杨　涤

肖　江　吴　亮　吴冬玲　吴国安　周子健

庞　琳　蒋　力　廖　维

前　言

　　近年来，中国艾滋病防治取得显著成效，并持续控制在低流行水平。经过联合抗病毒治疗，艾滋病已由令人闻风丧胆的"绝症"，转变为可防、可控的"慢性病"，人类免疫缺陷病毒（HIV）感染者也可以享有和健康人同样的寿命。

　　但是，由于艾滋病目前还不能够被治愈，需要 HIV 感染者通过终身服药来抑制体内的病毒复制。即使服药，HIV 感染者也仍然会受到 HIV 相关并发症、抗病毒药物不良反应、歧视与污名等多方面的困扰，生存和生活质量远不及普通人。

　　遏制艾滋病的传播、关怀 HIV 感染者是全社会共同的目标和责任，HIV 感染者也要做自己健康的第一责任人。北京地坛医院是我国最早开展联合抗病毒治疗艾滋病的定点医疗机构，治疗 HIV 感染者超过万例。为了提高 HIV 感染者的自我管理能力，改善患者生活质量，在国家传染病医学中心和首都医科大学传染病学系的支持下，首都医科大学附属北京地坛医院感染性疾病诊疗中心和北京红丝带之家组织相关专家及资深艾滋病社区志愿者,结合最新临床进展、服务患者时的实践需求编写了本书,用于指导感染者开展有效的自我管理,助力感染者拥有更好的生活。

本书的主要内容包括艾滋病相关基础知识、抗病毒治疗、机会性感染和并发症、感染后的生活方式以及社会支持等5个章节的内容。通过学习本书,可以了解最新、最专业、最实用的防治知识,提高抗病毒治疗的用药依从性,采取规范化防治措施,从而达到良好的治疗效果。同时能够学习如何适应感染后的生活,掌握在生活中获得社会支持的方法与技能。

由于本书编写时间较短,参与编写的人员较多,书中难免有疏漏之处,敬请读者提出宝贵意见,以便我们不断地充实与完善。

编者

2021 年 7 月

目 录

第一章

了解艾滋病

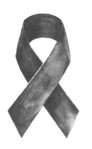

一、艾滋病是什么疾病

艾滋病（acquired immune deficiency syndrome，AIDS）是一种慢性传染性疾病，其病因是感染了人类免疫缺陷病毒（human immunodeficiency virus，HIV）。艾滋病主要的传播途径是通过性接触传播、血液传播以及垂直传播（母婴传播），性传播是最主要的传播途径。HIV通过特异性侵犯并破坏辅助性T淋巴细胞，随着疾病的进展，体内的多种免疫细胞受到损害，如果没有及时发现和治疗，最终并发各种严重的机会性感染以及恶性肿瘤，所以也称获得性免疫缺陷综合征。

二、HIV 是如何传播的

1. HIV 的传播途径

HIV 传播有三大途径：第一个途径是性接触传播（性传播）；第二个途径是血液传播；第三个途径是垂直传播（母婴传播）。

随着流行病学的发展,目前 HIV 传播主要是以性传播途径为主,其中同性性传播一直稳定在 23% 左右。人体的体液中含有 HIV 最多的是血液,其次是精液和女性的阴道分泌物。此外,乳汁、脑脊液中也都含有 HIV,但是普通的汗液、尿液、粪便中是没有 HIV 的。

2. 蚊虫会传播 HIV 吗

蚊虫叮咬是不会传播 HIV 的。蚊虫叮咬了 HIV 感染者/AIDS 患者,再去叮咬正常人,也不会传播 HIV。原因包括:①蚊虫叮咬的过程中只会吸血而不会注入血液,所以当其吸入 HIV 感染者/AIDS 患者的血液,再去叮咬正常人的时候,不会将已经吸入的血液再注入到健康人的体内;②HIV 在蚊虫体内不能生存,蚊虫不是 HIV 的宿主;③蚊虫叮咬艾滋病 HIV 感染者/AIDS 患者后,吸取的血量非常少,病毒含量也非常少,微量的病毒并不能引起感染,所以被蚊虫叮咬并不会传染 HIV,不需要过于担心。这一结论也是经过世界卫生组织认证的。

3. HIV 感染者/AIDS 患者的汗液、尿液、唾液会传播 HIV 吗

汗液、尿液、唾液一般是不会有传染性的,不会传播 HIV,因为 HIV 主要存在于 HIV 感染者/AIDS 患者的血液、精液、女性的阴道分泌物、宫颈分泌物、乳汁当中,其他身体的分泌物,如汗液、唾液、尿液、泪液、粪便等,基本上不携带病毒或者所含的病毒极其微量,不容易构成传染。

4. 静脉吸毒可传播 HIV 吗

静脉吸毒者可以传播 HIV，是通过使用了被 HIV 污染过的注射器、针头抽吸毒品，或与 HIV 感染者共用注射器等。

5. 为什么有偿献血可传播 HIV，而无偿献血不会传播 HIV

无偿献血是采用由国家提供的一次性采血用具。而有偿献血，一是采血方法可能不规范，二是在 20 世纪 90 年代中期，单采血浆，其余血液成分回输，而回输过程有可能血液已经被 HIV 污染，因此存在传播 HIV 的可能。

三、HIV 感染者和 AIDS 患者一样吗

两者是同种疾病的不同阶段，HIV 感染者是指已经感染了 HIV，但这个人目前并没有发病，还没有出现相应症状，即处于无症状期；而 AIDS 患者则是指已经发病，出现了各种艾滋病症状，即处于发病期。

首先，HIV 感染者和 AIDS 患者表现的症状不同。HIV 感染者在还没有发病的时候也叫无症状期，这个阶段因人而异，一般有七八年，无症状期可以没有任何症状，工作、生活都不会受

到影响,甚至许多人都不知道自己已经感染了 HIV;而 AIDS 患者则是经过了这一时期,这时候患者CD4⁺T细胞(简称CD4细胞)计数明显下降,血浆 HIV-RNA(即病毒载量)升高,这时候患者会出现长时间持续发热、腹泻、消瘦等症状,并且出现各种并发症。

其次,HIV 感染者和 AIDS 患者疾病对身体的影响不同,治疗效果也不同。HIV 感染者虽身体携带 HIV,但是暂时不会威胁到生命,可以通过抗病毒药物来控制,使生命延长;而 AIDS 患者,则可能会出现结核病、真菌病、反复严重的细菌性肺炎、HIV 脑病、卡波西肉瘤、巨细胞病毒感染等,如此时没有得到正确的诊断和及时的治疗,就可能会危及生命,即使进行抗病毒治疗,总体的预后也比无症状的 HIV 感染者差。

四、HIV 感染后疾病的进展过程

1. HIV 感染后疾病进展分为几个阶段

在没有抗病毒治疗的情况下,人体从初始感染 HIV 进展到艾滋病的终末期一般经历以下 7 个阶段。

(1) HIV 体内播散期:HIV 进入体内与 CD4 细胞融合,在 2 天后到达局部淋巴结,5 天后进入血液循环,最后导致 HIV 的全身播散。

（2）急性感染期：通常发生在初次感染 HIV 后的 2~4 周。部分感染者出现发热、咽痛、盗汗、溃疡、恶心、呕吐、腹泻、皮疹、肌肉关节疼痛、淋巴结肿大、肝脾肿大、鹅口疮及神经系统症状等临床表现，大多数临床症状轻微，为自限性，通常持续 1~3 周后缓解。

（3）血清转换期：当机体刚被感染后，血清内有一段时间会检测不到 HIV 抗体，从 HIV 感染到血清抗体转阳的这个时期，称为血清转换期。

（4）无症状期：在此期患者无明显症状，也可能出现持续淋巴结肿大。此期持续时间一般为 6~8 年。

（5）艾滋病前期：表现为艾滋病的非典型症状，也可以理解为较轻的症状，或比较浅表的感染。常见症状：鹅口疮、口腔毛状白斑、末梢神经紊乱，发热、体重下降等全身症状，以及复发性带状疱疹、特发性血小板减少性紫癜等。

（6）艾滋病期：此期的患者 CD4 细胞被 HIV 大量破坏，计数多低于 200 个 /μL，出现艾滋病的指征性疾病，主要表现为各种机会性感染、肿瘤及 HIV 相关神经系统症状。

（7）艾滋病晚期：CD4 细胞降至 50 个 /μL 以下，此时患者的免疫系统已崩溃，如不治疗，存活期为 12~18 个月。

2. HIV 感染在临床上是如何分期的

不同的国家有不同的分期方法。《中国艾滋病诊疗指南（2018 版）》临床分期分为：急性期、无症状期和艾滋病期 3 期。其中艾滋病期的诊断标准为出现以下任何一条即可诊断。

(1) 原因不明的 38℃以上的不规则发热, >1 个月。

(2) 慢性腹泻 >3 次 / 日, >1 个月。

(3) 6 个月之内体重下降 >10%。

(4) 反复发作的口腔念珠菌感染。

(5) 反复发作的单纯疱疹病毒感染或带状疱疹病毒感染。

(6) 肺孢子菌肺炎。

(7) 反复发生的细菌性肺炎。

(8) 活动性结核或非结核分枝杆菌病。

(9) 深部真菌感染。

(10) 中枢神经系统占位性病变。

(11) 中青年人出现痴呆。

(12) 活动性巨细胞病毒感染。

(13) 弓形虫脑病。

(14) 马尔尼菲篮状菌感染。

(15) 反复发生的败血症。

(16) 皮肤黏膜或内脏的卡波西肉瘤或淋巴瘤。

(17) CD4 细胞 <200 个 /μL。

3. 有皮疹就是艾滋病吗

与 HIV 感染或艾滋病相关的皮疹可能出现在 HIV 感染后的急性期和艾滋病期,甚至是无症状期。可能是斑丘疹、出血点、疱疹、结节性皮疹等多种形态,但是并不是只要有皮疹就是患上了艾滋病。皮疹也是普通人群经常见到的皮肤表现,HIV 阴性的人群因各种原因出现皮疹的概率也很大。因此,出现皮疹不要惊慌,是否患有艾滋病,还是要看是否有流行病学史,并且要进行 HIV 相关的检测才能确诊。

4. 如何早期发现 HIV 感染

　　首先要知道 HIV 是如何传播的,其次要知道自己有无这些行为。HIV 的传播途径是:性接触传播(同性、异性)、血液传播(输血及血制品、静脉吸毒)和垂直传播(母婴传播)。如果有以上流行病学史,应尽早到医院进行检测。检测涉及到窗口期的问题,也就是说,病毒刚刚进入到体内后,我们并不能检测出来,一般需要 1 周到几周的时间,才能够检测出病毒或抗原抗体,这段时间称为窗口期。一般核酸的窗口期为 1 周,p24 抗原的窗口期为 2 周,抗体的窗口期为 3 周。

五、感染 HIV 会对身体产生什么影响

1. 感染 HIV 会对身体产生什么影响

　　在不同的阶段对身体的影响有很大的不同。HIV 感染在急性期主要表现为急性病毒血症的症状,类似于感冒,多数临床症状轻微,持续 1~3 周后症状消失,在感觉上对人体影响不大,常常被忽略。进入无症状期后,患者仍无明显症状,也可

能出现淋巴结肿大或轻度、表浅的感染等症状或体征,但一般不易引起重视。但在此期,如果仍不进行有效的抗病毒治疗,病毒进一步大量复制,免疫系统进一步被破坏,会逐渐进入艾滋病期。一般经过数年(平均 6~8 年),进入艾滋病期,随着免疫系统的崩溃,会出现各种严重的机会性感染和艾滋病相关肿瘤,以及艾滋病相关的神经系统症状。这些症状包括反复的发热、消瘦、盗汗、咳嗽咳痰、呼吸困难甚至呼吸衰竭等呼吸系统症状,消化系溃疡、腹痛腹泻、腹部包块、便血等消化系统症状,飞蚊症、视野缺损、视力下降甚至失明等眼科症状,记忆力减退、精神淡漠、性格改变、头痛、癫痫、瘫痪及痴呆等神经系统症状。如果患者不进行有效的治疗,终将导致死亡。CD4 细胞 <200 个 /μL 以后,如果未及时治疗,平均存活期是 3.7 年。早发现,早进行有效的抗病毒治疗能阻止 HIV 感染者进入艾滋病期,有效抑制病毒复制,使免疫系统重建,并可大大降低传播风险和死亡率。

2. 确定 HIV 感染后很快会死亡吗

一般不会。HIV 感染后分为 3 个期,即急性期、无症状期和艾滋病期。在前两个期一般不会导致死亡,但是,如果进展到艾滋病,死亡率会大大增加。随着抗病毒治疗药物的快速发展,HIV 感染者的寿命也在逐渐延长。如果抗病毒治疗前 CD4 细胞数值大于 200 个 /μL,感染者的寿命与普通人群将相差不大。从 HIV 进入到体内至艾滋病期,一般会经历 6~8 年。但是也有部分快速进展者,仅 2~3 年,甚至更短的时间就进入到艾滋病期。因此,早发现、早治疗,是 HIV 感染者和 AIDS 患者延长寿命的根本。

六、如何确定感染了 HIV

艾滋病是一种传染病,患者均有流行病学史。一般包括:不洁的性行为史(包括男 - 男同性和异性),静脉吸毒史(尤其是共用注射器),不安全的输血史或单采血浆史,以及母婴传播。如果有以上流行病学史,应尽快进行 HIV 的检测。比较快速的自我检测是自测试纸,可以通过药店、自动售卖机等渠道获得。但是试纸的准确率并非 100%。最终的诊断需要到正规的医院或疾病预防控制中心进行检测。在医疗机构,常规先进行 HIV-1/2 抗体的筛查,如筛查试验无反应,则出具"HIV 抗体阴性"的报告,如筛查试验有反应,则出具"HIV 感染待确定"的报告,需进行补充试验。补充试验包括 HIV 抗体确证实验和 HIV 核酸的检测,如确证实验为阳性或病毒载量 >5 000 拷贝 /mL,则明确诊断 HIV 感染。鉴于窗口期的存在,可根据情况综合应用抗体检测、核酸检测和 HIV 分离试验。如确实存在流行病学史,但筛查试验阴性,或确证试验不确定,也可以 2~4 周后复查抗体,或进一步行 HIV 核酸检测,如病毒载量 >5 000 拷贝 /mL,则可确定为 HIV 感染。

七、实验室指标

1. HIV 感染者需要关注哪些实验室指标

HIV 感染者 /AIDS 患者的实验室检测主要包括 HIV 抗体检测、病毒载量定性和定量检测、CD4 细胞计数、HIV 耐药检测等。HIV-1/2 抗体检测是 HIV 感染诊断的常规检测方法,病毒载量检测(定性和定量)也用于 HIV 感染诊断;病毒载量和 CD4 细胞计数是判断疾病进展、临床用药、疗效和预后的两项重要指标;HIV 耐药检测可为高效抗反转录病毒治疗(highly active anti-retroviral therapy,HAART)方案的选择和更换提供指导。

除了以上 HIV 相关的指标,其他常规检测也应该定期进行。如血常规、尿常规、妊娠试验(女性)、肝肾功能、血脂、血糖、肌酶、淀粉酶、脂肪酶、胸部影像学等,必要时还应进行心电图、腹部超声和骨密度等检查。

2. 为什么已经开始抗病毒治疗的患者还需要定期进行抽血检测

一是为了监测治疗的效果,二是为了监测药物的不良反应。每一次的检测只能代表前一段时间的身体状况,并不能代表会一直是这样,因此必须定期检测。对于已经开始抗病毒治疗的人群,应定期检测病毒载量定量和 CD4 细胞计数,以评价抗病毒治疗效果。我国将抗病毒治疗 24 周后,病毒载量仍高于 400 拷贝 /mL 定义为 HIV 病毒学失败,如果出现此种情况,应尽早进行 HIV 耐药检测,指导更换抗病毒药物。其他还应监测的项目包括:血常规、尿常规、妊娠试验(女性)、肝肾功能、血脂、血糖、肌酶、淀粉酶、脂肪酶、胸部影像学等,必要时应进行心电图、腹部超声和骨密度等检查,以评价抗病毒药物的不良反应。

3. 启动抗病毒治疗前一般需要进行哪些检测

主要包括两大类:①HIV 感染者 /AIDS 患者的实验室检测,主要包括 HIV 抗体检测、病毒载量定性和定量检测、CD4 细胞计数、HIV 耐药检测等;②其他常规检测,主要包括:血常规、尿常规、妊娠试验(女性)、肝肾功能、血脂、血糖、肌酶、淀粉酶、脂肪酶、胸部影像学等,必要时应进行心电图、腹部超声和骨密度等检查,为尽快开始抗病毒治疗和选择合适的抗病毒方案做准备。

八、暴露前预防使用对象与要点

1. 什么是HIV暴露前预防,实际效果如何

HIV暴露前预防(pre-exposure prophylaxis,PrEP)是指HIV未感染者在发生易感染HIV行为(包括吸毒、异性多性伴及男性同性性行为等)之前,应服用相应的抗病毒药物,以预防HIV感染的方法。

研究表明,暴露前预防用药可将通过性行为感染HIV的风险降低99%;可使注射毒品的人群感染HIV的风险降低至少74%。预防效果好的前提是严格按方案服药,不漏服药物。服药依从性越高,预防效果越好。服用了预防药物后仍然发生HIV感染的人群,主要原因是未能一直坚持服用药物。

2. 什么人需要HIV暴露前预防用药

有可能暴露于HIV感染者的人群,如性活跃的成年男同性恋;性活跃的有多个性伴侣的异性恋人群;成人注射吸毒人群(intravenous drug users,IDU)。特别是对于近期有生殖器感染及局部皮损者、溃疡者、HIV感染者或情况不明的人员进行性行为时,暴露前预防用药尤其必要。HIV感染者家庭中,如配偶为

HIV 感染者,也需要进行暴露前预防,特别是备孕时必须进行暴露前预防。

3. 采用了暴露前预防用药是否就不需要其他保护措施了

暴露前预防实际上只是针对 HIV 来进行的,性行为还会传播其他疾病,如淋病、梅毒、尖锐湿疣、生殖器疱疹等,这些性传播疾病需要性行为过程采用安全套来防护。另外,暴露前预防服药在人体中建立保护屏障需要时间,在开始预防性服药的前 7 天,也需要采取使用安全套等 HIV 预防措施。因此,HIV 的预防除选择暴露前用药外,依然有必要使用安全套等物理防护措施。

4. 目前有什么 HIV 暴露前预防药物,如何使用

按照 HIV 防治相关指南推荐,HIV 暴露前双药预防使用效果要好于单药,故可以优先考虑双药复合制剂,如富马酸替诺福韦二吡呋酯(又称替诺福韦,tenofovir disoproxil fumarate,TDF)、恩曲他滨(emtricitabine and tenofovir disoproxil fumarate,FTC)复合制剂,恩曲他滨(FTC)、富马酸丙酚替诺福韦(tenofovir alafenamide fumarate,TAF)复合制剂,或替诺福韦(TDF)联合拉米夫定(lamivudine,3TC)。但单药也可使用,如单用替诺福韦(TDF)可有效预防注射吸毒者和异性多性伴者感染 HIV。

目前最常用的 HIV 暴露前预防药物为"每日服药方案",可

以在一天中的任何时间服药,每天服用时间需固定。如果发现漏服,应立即补服。如果忘记今天是否已经服药,再吃一次也没有问题。现在的复合制剂,每日服用 1 片即可。

如果性行为频次不高(每周不超过 1 次),除了"每日服药方案",还可以采用"按需服药方案",即所谓"2-1-1 方案",以复合制剂为例,发生易感染 HIV 行为前 2~24 小时服用 2 片,首次服药后 24 小时和 48 小时各再服用 1 片。

5. HIV 暴露前预防用药有何不良反应,安全性如何

暴露前预防药物的不良反应较少,即使发生也很轻微。研究发现,只有约 10% 的使用者在开始服用药物时会出现轻度头晕、头痛,或轻微的胃肠道症状,如腹泻、恶心、食欲降低、腹痛或胃肠胀气。这些症状通常会在服药几周后消失,不需要停止服药。此外,极个别暴露前预防服药者可能会出现肝肾功能受损,需及时就医并暂停服药。

研究表明,在采取 HIV 暴露前预防用药长达 5 年的一组人群中,未发现有明显药物相关健康问题,说明合理规范使用 HIV 暴露前预防药物安全性是有保障的。但长期使用暴露前预防也需要每个月或 3 个月随访监测肝肾功能,以便发现问题并能及时调整预防方案。

九、暴露后阻断什么时候用

1. 什么是 HIV 暴露后预防, 阻断成功率高吗

　　HIV 暴露后预防(post-exposure prophylaxis, PEP), 又称暴露后阻断治疗, 是指 HIV 未感染者在与 HIV 感染者或感染状况不明者发生易感染 HIV 的行为(包括吸毒、异性多性伴及男性同性性行为等)后, 在 72 小时之内服用特定的抗病毒药, 以阻断 HIV 感染的方法。可以说暴露前预防是事前充分计划, 而暴露后预防则是事后临时补救措施。

　　对 HIV 易感高危人群的研究表明, HIV 暴露后阻断的总成功率能达到 80% 以上。成功率和首次服药及时性及服药依从性有关, 暴露后越早服药, 阻断成功率越高。暴露后 2 小时内服药最佳; 争取在 24 小时内服用。有研究表明, 24 小时内服药阻断有效率可达到 97%; 72 小时内服用也可达到 78%。最长不能超过 72 小时, 一旦超过 72 小时则不需服用阻断药物。

2. 什么情况下需要进行 HIV 暴露后阻断治疗

　　HIV 暴露后阻断治疗按暴露情况分为职业暴露与非职业暴露。

　　职业暴露是指从事医疗或护理过程中自己的不完整皮肤或黏膜被 HIV 感染者的血液、体液(包括脑脊液、关节液、胸水、腹水、心包积液、羊水)、精液、阴道分泌物污染,这时需要进行 HIV 暴露后阻断治疗。但是如果接触的是 HIV 感染者的粪便、鼻分泌物、唾液、痰液、汗液、泪液、尿液及呕吐物通常不需要阻断治疗,因为这些分泌物不具备传染性。

　　非职业暴露是指 HIV 未感染者,在过去 72 小时之内与 HIV 感染者或感染状况不明的人发生未采取保护措施的性交,或性交时安全套破损或脱落,或与上述人员共用针具吸毒,以及被上述人员性侵等,均可考虑采用暴露后阻断措施预防 HIV 感染。

　　不管是职业暴露与非职业暴露,HIV 暴露后阻断治疗应当及时咨询感染专业医生,让其对暴露源危险程度进行风险评估后,再决定是否进行阻断治疗。

3. HIV 暴露后阻断有什么治疗方案

　　按照 HIV 防治相关指南推荐 HIV 暴露后阻断用药方案为 3 种抗病毒药物联合使用,目前可选择的药物有:齐多夫定(zidovudine,AZT)、替诺福韦(TDF)或富马酸丙酚替诺福韦(TAF),选择其一;恩曲他滨(FTC)或拉米夫定(3TC),选择其一;多替拉韦(dolutegravir,DTG)、拉替拉韦(raltegravir potassium,RAL)、依非韦伦(efavirenz,EFV)或洛匹那韦利托那韦(克力芝,lopinavir and ritonavir,LPV/r),选择其一。具体选择可以根据使用者个人具体情况(如接受美沙酮治疗、抗结核治疗、妊娠等),

选择不良反应小的、适宜的用药方案。

首选推荐方案为舒发泰（为替诺福韦/恩曲他滨复合制剂）+多替拉韦，每天定时各服用 1 片，连续服用 28 天。如无上述药物，可按照指南推荐药物进行组合使用；对合并肾脏功能下降者，可以使用齐多夫定+拉米夫定，治疗疗程也是 28 天。

4. HIV 暴露后阻断治疗用药安全吗，有何不良反应

目前常用的暴露后阻断药物，如舒发泰联合多替拉韦使用，不良反应较少，即使发生也很轻微。但是如果条件所限，选用了上市较早的药物，如齐多夫定、替诺福韦、拉米夫定、依非韦伦、克力芝等常常会引起恶心、呕吐、胃胀、腹泻等胃肠道反应。也会出现抗病毒药物的特异性反应，如依非韦伦引起的头晕、头痛、噩梦，克力芝导致的腹泻等不良反应。但是这些不适感大多会逐渐减轻。加之阻断用药一般使用 28 天，疗程较短，即使有轻度不良反应也可耐受。停药后不良反应会很快消失，不会造成 HIV 长期治疗出现的骨髓抑制、贫血、中性粒细胞或者白细胞减少、肝肾功能不良等损害。

十、HIV 感染者 /AIDS 患者如何接种疫苗

1. HIV 感染者 /AIDS 患者免疫系统受到损害，常规疫苗接种是否有效，如何接种

HIV 感染者可以接种疫苗来预防常见传染性疾病。但是 HIV 感染者与未感染者接种疫苗情况有所不同。成年 HIV 感染者不管是抗病毒治疗，还是未抗病毒治疗，CD4 细胞的水平大于 500 个 /μL，都可以常规接种疫苗。一般来说，对于预防结核的卡介苗，减毒活疫苗如预防脊髓灰质炎的糖丸，预防麻疹 / 风疹 / 腮腺炎的减毒疫苗，在免疫力低下的 AIDS 患者，特别是 HIV 感染儿童，还没有通过抗病毒治疗获得免疫重建的患者要谨慎接种。

建议所有 HIV 感染者接种以下疫苗：乙型肝炎疫苗、人乳头瘤病毒（human papilloma virus，HPV）疫苗、流感疫苗、脑膜炎球菌疫苗、多价肺炎疫苗，以及破伤风、白喉和百日咳二联疫苗。如 HIV 感染者外出旅行地有霍乱、黄热病、狂犬病等疾病流行时，也可预防性接种相应疫苗。

2. 现在能通过接种疫苗,预防与治疗艾滋病吗

HIV 疫苗的开发主要分为预防性疫苗与治疗性疫苗两种。

HIV 预防性疫苗是针对 HIV 未感染者进行预防接种,使体内的免疫系统可以识别并有效地阻止 HIV,使人们不被 HIV 感染;即使感染了 HIV,人体的免疫系统也不会受到大的破坏,不至于发展成艾滋病晚期,而恶化至死亡。

HIV 治疗性疫苗是针对 HIV 感染者治疗使用,接种这种疫苗后,HIV 感染者的免疫系统可以得到加强,进而延缓 HIV 感染进程,减少抗病毒药物的使用。这种疫苗也可以解决抗病毒耐药问题。如果使用治疗疫苗,HIV 感染者就没必要每天服用抗病毒药物,只要每年或几个月接种一次便可,可以明显增强 HIV 感染者治疗的依从性。

不幸的是,到目前为止,还没有真正能用于临床的有效的 HIV 相关疫苗。但是,科学家在 HIV 疫苗的研发中已经看到曙光,有不少研究已经开始进入临床研究阶段。相信不久的将来就会有 HIV 疫苗上市。

（王凌航　肖江　杨涤）

第二章

抗病毒治疗

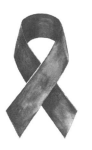

一、何为艾滋病的抗病毒治疗，我国抗病毒治疗概况

1. 什么是抗病毒治疗

抗反转录病毒治疗（antiretroviral therapy，ART），是指通过使用抗病毒药物抑制 HIV 的复制，从而减少体内 HIV 数量，减少对机体辅助性 T 淋巴细胞的破坏，从而使机体免疫功能重建。ART 虽不能根除体内的 HIV，但能使患者机会性感染发生率减少，生活质量得到提高，生命延长。

2. 抗反转录病毒治疗的发展历程是怎样的

抗反转录病毒治疗的研究经历了多个阶段。1987 年第一个抗反转录病毒药物齐多夫定首先问世，开始使用单一的核苷类反转录酶抑制剂（nucleotide reverse transcriptase inhibitor，NRTI）治疗 HIV 感染者 /AIDS 患者，对 HIV 的复制起到一定的抑制作用，但是几乎 100% 的服药者在治疗 12 周后出现病毒载量的反弹。第二个阶段是 20 世纪 90 年代早期使用 2 个 NRTIs 治疗患者，两药联合加强了抗病毒作用，并且作用维持的时间更长，但是仍不能长期维持疗效。20 世纪 90 年代中后期开始

了一个新时期,应用 1 个蛋白酶抑制剂(protease inhibitor,PI)联合 2 个 NRTIs 三药联合疗法。它具有非常强大的抗病毒作用,可以使 HIV 病毒在血浆中达到检测不出的水平,并且可以长期维持这一疗效。经过几年的实践证明,非核苷类逆转录酶抑制剂(non-nucleoside reverse transcriptase inhibitors,NNRTI)联合 2 个 NRTIs 的联合用药也可以达到相同或相似的效果。另外 2PIs 联合 2NRTIs 四药联合疗法越来越受到重视,它利用药物相互作用的原理,一个低剂量的 PI 作为激动剂,使另一个 PI 的血药浓度大大地增加,并且延长了药物的半衰期,可减少用药的次数,提高服药的依从性,特别对于以前使用过抗反转录病毒药物的患者效果更佳。从 2014 年开始,抗病毒治疗再次进入一个新的时代,整合酶抑制剂如拉替拉韦钾片(艾生特)、多替拉韦钠片(特威凯)等药物陆续上市,并且出现复方制剂如艾考恩丙替片(捷扶康)、多替阿巴拉米片(绥美凯)等不良反应低、治疗效果好的药物。

　　我国及国际上抗病毒治疗正逐步进入整合酶抑制剂时代。以整合酶抑制剂为核心药物的组合除了具有强大抗病毒治疗效果及高耐药基因屏障外,对于感染者长期服用药物的事实,简单方便也成为提高依从性必不可少的条件,因此单片复方制剂日益成熟,在疗效、依从性等方面显示了越来越多的优越性。随着一些新的研究数据的出现,考虑到药物的长期不良反应以及药物之间的相互作用,简化治疗也成为一种重要选择。另外,抗 HIV 的新靶点和新机制方面开始有一定突破,为未来的抗病毒治疗提供了更多的可能性。以上所说的这种高效的联合用药被称之为高效抗反转录病毒治疗(HAART)。

3. 什么是鸡尾酒疗法

1996 年 7 月温哥华第 10 届国际艾滋病大会,美籍华裔科学家何大一教授发表了采用"鸡尾酒"式的混合药物治疗方法。就是同时使用 3~4 种药物,每一种药物针对 HIV 复制周期中的不同环节,从而达到有效抑制 HIV 复制,治疗艾滋病的目的。由于是使用不同药物作用于艾滋病病毒复制的各个环节,其疗效大大提高了,具有强大的抗病毒作用,所以,我们才把它叫做高效抗反转录病毒治疗(HAART),俗称鸡尾酒疗法。

4. 抗病毒治疗的目的是什么

艾滋病的治疗是一个综合而复杂的过程,其总目标是延长患者生命,提高其生活质量。然而在有效的抗病毒治疗方案出现以前,我们对于艾滋病的治疗手段极其有限,主要是围绕艾滋病相关机会性感染及肿瘤的对症治疗,利用医学手段尽量延长患者生命。由于感染者无法根本性恢复免疫功能,因此一旦出现严重机会性感染或肿瘤,一般生存期很难超过 1 年。随着抗病毒治疗药物的出现及迅速发展,才使艾滋病的治疗更加系统、完善,感染者的生存期及生活质量也随之得到根本性改善。因此抗病毒治疗有 3 个层面的目标:①病毒学目标,即最大程度地降低病毒载量,将其维持在不可检测水平的时间越长越好;②免疫学目标,为获得免疫功能重建或维持免疫功能;③终极目标,为延长生命并提高生存质量,并减少艾滋病的传播。

5. 目前抗病毒治疗药物有几类,都是什么

目前国际上抗病毒药物共有约七大类30余种药物,分为核苷类反转录酶抑制剂(nucleoside reverse transcriptase inhibitors,NRTIs)、非核苷类反转录酶抑制剂(non-nucleoside reverse transcriptase inhibitors,NNRTIs)、蛋白酶抑制剂(protease inhibitors,PIs)、整合酶抑制剂(integrase inhibitors,INSTIs)、融合抑制剂(fusion inhibitors,FIs)、CCR5受体拮抗剂和抗CD4细胞单克隆抗体。

6. 我国目前可以获得的抗病毒治疗药物有几类, 都是什么

我国目前存在及可以获得的抗病毒药物包括以下几类。

核苷类反转录酶抑制剂(NRTIs):齐多夫定(AZT)、拉米夫定(3TC)、替诺福韦(TDF)、阿巴卡韦(abacavir,ABC)、司他夫定(D4T)、恩曲他滨(FTC)等。由于司他夫定(D4T)长期服用后的不良反应显著,目前已经不被使用。

非核苷类反转录酶抑制剂(NNRTIs):依非韦伦(EFV)、奈韦拉平(nevirapine,NVP)、利匹韦林(rilpivirine,RPV)等。

蛋白酶抑制剂(PIs):洛匹那韦利托那韦(克力芝,LPV/r)、达芦那韦、考比司他复合制剂(DRV/c)。

整合酶抑制剂(INSTIs):多替拉韦(DTG)、拉替拉韦(RAL)、艾维雷韦(elvitegravir,EVG)、比特拉韦(bictegravir,BIC),后两种无单独制剂。

融合抑制剂(FIs):艾博韦泰。

双核苷类复合制剂:齐多夫定 + 拉米夫定(AZT+3TC)、替诺福韦 + 恩曲他滨(TDF+FTC)、富马酸丙酚替诺福韦 + 恩曲他滨(TAF+FTC)。

以整合酶抑制剂为核心药物的复合制剂:绥美凯(DTG+ABC+3TC)、捷夫康(EVG+TAF+FTC)、必妥维(BIC+FTC+TAF)。

7. 国际上还有哪些抗病毒治疗新药在研发

Fostemsavir 是一种黏附抑制剂,对于当前已无有效治疗方案的多重耐药经治 AIDS 患者有一定疗效;Islatravir(ISL)为第一个核苷类反转录酶易位抑制剂(NRTTI),其抗病毒效力比其他已获批上市的抗反转录病毒药物高 10 倍以上,只需较低剂量即可发挥抗病毒活性且在体内具有较长的半衰期(高达 120 小时);卡博特韦(cabolegravir)联合利匹韦林每月 1 次长效针剂可持续抑制病毒复制,在加拿大已经获批;GS-620 是一个病毒衣壳抑制剂,在 Ib 的研究中发现给药 10 天时各治疗组患者体内病毒载量相对于对照组明显下降($P<0.001$),病毒载量平均最大下降 1.76~2.20 log10 拷贝 /mL,无药物相关严重不良反应,患者耐受性良好,具有很好的前景。另外,多拉韦林(doravirine)也即将在我国上市,多拉韦林是一种非核苷类反转录酶抑制剂(NNRTI),需与其他抗反转录病毒药物联合使用,多拉韦林是一种低清除率药物,消除半衰期为 15 小时,对血脂、体重的影响要优于同类药物,同时耐药性也相对较好(对 NNRTI 类耐药或经治者,不推荐使用该药),对依非韦伦、奈韦拉平不耐受的人,多

了一个同类别的新选择。

8. 什么是简化治疗,在什么情况下可以使用

　　为了进一步优化联合抗病毒治疗方案,在特殊患者中减少抗病毒治疗药物,目前在临床中有部分患者采用二联简化治疗,以达到在尽量不影响抗病毒治疗疗效的基础上,降低抗病毒治疗方案的不良反应以及减少药物之间相互作用。临床上已经开始应用的简化治疗方案包括:拉米夫定 + 多替拉韦,拉米夫定 + 蛋白酶抑制剂(比如克力芝,达芦那韦考比司他),利匹韦林 + 多替拉韦,整合酶抑制剂(拉替拉韦钾或多替拉韦) + 蛋白酶抑制剂(克力芝或者达芦那韦考比司他),以及蛋白酶抑制剂 + 艾博韦泰等。但是这些方案的使用是有相应条件的:首先我们可以看到,这些简化治疗方案,都是以一个高耐药屏障的药物为基础,且来源于不同类型的抗病毒药物,并非随随便便选择两个抗病毒药物任意组合的。其次对于适应人群,有些方案可用于是初始治疗或者原方案平稳转换,有些可用于治疗失败的人群。所以二联治疗或者简化治疗方案需要由专业医生根据患者特殊情况做出选择,而不是患者本人任意选择两个药物而随便组合的。

9. 耐药是怎么回事,怎么知道自己耐药了,治疗前需要查耐药吗

　　耐药的概念:HIV 耐药是指 HIV 发生基因突变,而对某种药物的敏感性降低或不敏感的现象,是抗病毒治疗药物作用的

病毒基因发生突变的结果。包括获得性耐药和治疗前耐药。获得性耐药就是在抗病毒治疗过程中出现的药物抵抗,主要是在药物选择的压力下发生的。主要与患者依从性、抗病毒治疗方案、药物相互作用等有关,在低浓度药物作用时病毒进行复制,造成病毒抑制不好或者曾经完全抑制再次病毒反弹。而治疗前耐药是指感染者个体未经抗病毒治疗就已发生耐药,这是广泛开展抗病毒治疗后不可避免的产物。主要由于在抗病毒治疗过程中出现治疗失败,但监测不及时,即未及时更换治疗方案,患者与他人性生活过程中又未采取安全措施,就会将耐药病毒株传播给他人。当然也有一些病毒株天然对药物不敏感,比如HIV-2 就对有些非核苷类反转录酶抑制剂(NNRTIs)天然耐药,有些 HIV-1 非 B 亚型对蛋白酶抑制剂(PIs)和核苷类反转录酶抑制剂(NRTIs)敏感度低。

在抗病毒治疗点建档后,领取国家免费药物或者购买自费药物前,除了常规检查及 CD4 细胞计数和病毒载量外,最好进行治疗前的耐药检测。因为我们感染的病毒株有可能存在耐药突变位点,对于某一类药物或几类药物耐药。检查结果如果没有耐药基因突变,那么可以选择免费一线治疗方案或自费药物组合,如果存在耐药,则需要在医生的指导下选择其他的治疗方案。

另外,在规律的抗病毒治疗过程中需要定期到医院进行随访检查,一般如果病情稳定可以 3 个月来一次医院,完善常规化验。每半年或一年一次 CD4 细胞计数及病毒载量检测。如果发现治疗失败则需要尽快完善耐药基因检测,根据耐药位点判断耐药的种类,在医生的指导下更换抗病毒组合。

10. 我国抗病毒治疗政策的实施和效果

从 2003 年"四免一关怀"政策的出台开始,我国的抗病毒治疗也在不断完善和发展。2014 年联合国艾滋病规划署(UNAIDS)提出了全球控制艾滋病的 3 个 90% 目标:即 90%HIV 感染者被诊断并知晓、90% 已诊断感染者接受抗病毒治疗和 90% 治疗者体内病毒得到抑制。2017 年国务院办公厅印发《中国遏制与防治艾滋病"十三五"行动计划》,响应联合国艾滋病规划部署,将 3 个 90% 作为 2020 年的攻坚目标。目前我国抗病毒治疗已经跟上世界步伐,迅速发展,以整合酶抑制剂为核心的抗病毒治疗组合已经越来越广泛地应用于感染者。从 2017 年开始,利匹韦林片、艾考恩丙替片(TAF+FTC+EVG/c)等药物也陆续进入医保清单,感染者如果服用此药物,可以大大减轻经济负担。在确保"四免一关怀"政策不变的情况下,药物医保化也作为补充,满足患者的需求。通过医保购买药物不但可以增加感染者针对药物的多样化选择,同时保证感染者的个人隐私和经济承受力。现在我国 HIV 感染者可供选择的抗病毒方案比较充足,有我国免费治疗一线及二线方案作为基础,患者同时可以选择医保用药及自费购药以便应对药物的不良反应、药物间相互作用、耐药基因突变等问题。综上,我国现阶段抗病毒治疗已经取得巨大成效,就目前 3 个 90% 的目标来说,第三个 90% 即 90% 治疗者体内病毒得到抑制已经基本实现。

二、确诊后什么时间开始治疗

1. 抗病毒治疗时机的研究进展

自从 1987 年齐多夫定用于治疗艾滋病后，人们开始关注艾滋病抗反转录病毒治疗的获益，1998 年，美国 DHHS 联合美国疾病预防控制中心推出了第一部关于 ART 应用的治疗指南，规定除对有症状的 AIDS 患者给予治疗外，对 CD4 细胞计数 <500 个 /μL 或血浆病毒载量 >100 000 拷贝 /mL 的无症状 HIV 感染者均考虑给予抗病毒治疗。在随后又进行了大量的临床研究，都验证了在不同 CD4 细胞水平下抗病毒治疗的益处不同，CD4 细胞越高，益处越大。因此，不论是 WHO 还是欧美国家的指南，其治疗时机都经历了 CD4 细胞低于 200 个 /μL、低于 350 个 /μL、低于 500 个 /μL 启动治疗，而截至 2016 年所有指南都推荐发现即治疗。我国免费艾滋病抗病毒治疗时机，详见表 2-1。

因此，目前我国抗病毒治疗时机为一旦确诊 HIV 感染，无论 CD4 细胞水平高低，均建议立即开始治疗。

表 2-1 我国免费艾滋病抗病毒治疗时机

年份	建议立即启动抗病毒治疗	考虑可以启动治疗	考虑延迟治疗
2005	1. 艾滋病期出现并发症。 2. 无症状但 CD4 细胞计数低于 200 个 /μL	尚未进入艾滋病期,但 CD4 细胞计数为 200~350 个 /μL,且 1 年内 CD4 细胞计数快速下降超过 30%、活动性肺结核	CD4 细胞计数 > 350 个 /μL
2008	1. 艾滋病期出现并发症。 2. 无症状但 CD4 细胞计数低于 200 个 /μL	1. 急性期,不管 CD4 细胞计数水平多少。 2. CD4 细胞计数为 200~350 个 /μL,但 1 年内 CD4 细胞计数快速下降超过 30%,或 HIV-1 病毒载量 >100 000 拷贝 /mL,或患者有治疗意愿,并能保证良好的依从性	CD4 细胞计数 > 350 个 /μL
2012	1. 艾滋病期。 2. 未到艾滋病期,但 CD4 细胞计数低于 350 个 /μL	1. 急性期,不管 CD4 细胞计数水平多少。 2. CD4 细胞计数为 350~500 个 /μL,但 1 年内 CD4 细胞计数快速下降超过 100 个 /μL,或 HIV-1 病毒载量 >100 000 拷贝 /mL、年龄超过 65 岁,或患者有治疗意愿并能保证良好的依从性。 3. 任何 CD4 细胞水平,合并活动性结核,或合并 HBV 感染且 HBV 需要治疗,或 HIV 相关肾病,或妊娠,或配偶或固定性伴中 HIV 阳性的一方	CD4 细胞计数 > 500 个 /μL

续表

年份	建议立即启动抗病毒治疗	考虑可以启动治疗	考虑延迟治疗
2016	所有 HIV 感染者,无论 CD4 细胞水平多少,均可接受抗病毒治疗		

2. 早期抗病毒治疗的益处

首先,早期治疗更容易获得免疫重建。发现 HIV 感染尽早诊治,此时机体免疫系统尚未出现长时间被病毒侵袭的过程,也就是说身体还有一定的免疫功能,此时启动抗病毒治疗,及时抑制病毒的快速复制,可以保存有限的免疫细胞,具有更大可能性获得免疫重建的机会。其次,尽早抑制病毒复制,减少传播概率。从预防疾病传播的角度看,如果早期发现,早期进行抗病毒治疗,就能以最大的限度抑制病毒复制,再加上对艾滋病客观全面的了解,采取安全的性行为等措施,可以将传播概率降到最低。另外,早期治疗有效抑制病毒复制还能够减少机会性感染及非免疫抑制相关疾病的发生。

3. 晚期抗病毒治疗的风险

(1) 情况复杂不易控制:艾滋病晚期患者启动抗病毒治疗,要面对很多复杂的情况和不可控因素,比如机体的严重消耗、严重的机会性感染及肿瘤、药物的不良反应及药物间相互反应等,甚至有时还未来得及启动抗病毒治疗,可能就已经因为严重的并发症而危及到生命了,从而失去了进一步抗病毒治疗及病情稳定的机会。

（2）免疫重建不良：HIV 对于人体免疫功能的破坏，主要体现在对于 CD4 细胞的数量及功能的破坏。而 HIV 对于 CD4 细胞的减少可以从多方面进行，比如 HIV 复制导致细胞的直接溶解破坏；感染 HIV 后通过融合、免疫损伤、细胞凋亡的间接方式破坏 CD4 细胞；骨髓干细胞受损、胸腺萎缩纤维化等造成 CD4 细胞产生减少。艾滋病晚期患者，即便经过积极抗病毒治疗，病毒载量控制到检测下限以下，那么由于上述因素，可能会导致在病毒得到良好抑制的情况下仍约有 20% HIV/AIDS 患者的 CD4 细胞数量不能恢复至正常水平，我们称这类患者为免疫重建不良者（immunological non-responder，INR）。免疫重建不良由多种因素造成。从临床特征来看，免疫重建不良多发生于年龄大、男性、低 CD4 细胞治疗基线、HIV-1 感染时间久、HCV 合并感染。从免疫学特征来看，骨髓造血功能低下、胸腺输出能力减弱、T 淋巴细胞亚群稳态破坏、T 淋巴细胞凋亡和衰老增加、免疫活化水平升高及炎性因子水平紊乱都是造成免疫重建不良的因素。与免疫重建良好的患者相比，此类患者更容易发展至艾滋病阶段或引发非艾滋病相关疾病，如心血管疾病、肝肾疾病等，从而导致死亡率增加。综上所述，对于 HIV 感染者应当倡导早诊断，早治疗。

三、自费药或医保药物与国家免费药物哪个更好

1. 免费抗病毒治疗药物有几类

我国免费抗病毒药物有以下 3 大类。

（1）核苷类反转录酶抑制剂（NRTIs）：齐多夫定（AZT）、拉米夫定（3TC）、替诺福韦（TDF）、阿巴卡韦（ABC）等。

（2）非核苷类反转录酶抑制剂（NNRTIs）：依非韦伦（EFV）、奈韦拉平（NVP）等。

（3）蛋白酶抑制剂（PIs）：克力芝（LPV/r）。

2. 什么是一线方案

在免费抗病毒治疗中，治疗方案是根据感染者的病情以及我国目前可以获得的抗病毒药物而决定的。对于初始治疗及基线检测无治疗前耐药的患者可选择一线治疗方案。所有的一线治疗方案均包含 3 种抗病毒药物，其中包含 2 种核苷类反转录酶抑制剂（NRTIs）及一种非核苷类反转录酶抑制剂（NNRTIs）。医生在开始启动抗病毒治疗时，应综合考虑各种情况，如是否合并结核病或者病毒性肝炎、是否处于妊娠期、是否接受过抗病毒

治疗等因素来选择适宜的治疗方案。

3. 什么是二线方案

如果一线方案治疗过程中发生了治疗失败,则应该根据情况选择二线治疗方案。那么我们首先应确定治疗失败的存在,治疗失败可以从病毒学、免疫学、临床三方面来进行判定。因目前我国大部分地区关于 HIV 病毒载量及 CD4 细胞计数等检测已经常规开展,因此可优先采用病毒学指标(病毒载量)作为诊断与确定抗病毒治疗失败的监测方法。病毒学治疗失败,即接受一线抗病毒治疗 24 周后,连续 2 次血浆病毒载量大于 400 拷贝 /mL。有条件的地区可完善耐药基因检测,根据耐药位点判断抗病毒药物敏感性,进一步指导二线药物应用。我国免费二线抗病毒治疗方案一般为 2 种核苷类反转录酶抑制剂(NRTIs)加克力芝(LPV/r)。这种更换方案既可以根据耐药结果进行,也可以根据经验进行(详见问题 5)。

4. 我国免费一线抗病毒药物方案组合及 注意事项是什么

根据 2016 年 9 月发布的《国家免费艾滋病抗病毒药物治疗手册(第 4 版)》,HIV 抗病毒治疗一线方案的药物包括:替诺福韦(TDF)、齐多夫定(AZT)、拉米夫定(3TC)、依非韦伦(EFV)和奈韦拉平(NVP)。成人及青少年未接受过抗病毒治疗患者的一线方案为:TDF 或 AZT+3TC+EFV 或 NVP。

注意事项:①AZT 不能用于血红蛋白(Hb)低于 90g/L 或者

中性粒细胞低于 0.75×10⁹/L 的患者;②对于合并感染 HBV 的患者,一线方案核苷类药物首选 TDF+3TC;③使用 NVP 避免用于基线 CD4 细胞计数≥400 个 /μL 的男性和基线 CD4 细胞计数≥250 个 /μL 的女性;利福平与 NVP 存在相互作用,艾滋病合并结核病患者应避免同时使用这两种药物;对过去 6 个月使用过单剂量 NVP 的患者,开始新的抗病毒治疗时应避免使用 NVP 和 EFV;④既往认为使用 EFV 有致畸风险,近期研究证明可用于妊娠任何时期;⑤TDF 有可能出现肾功能损伤和骨密度下降,基线存在肾功能异常的患者尽量避免使用 TDF,在治疗过程中出现 TDF 相关肾损害应换用其他药物。

5. 我国免费二线抗病毒药物方案组合及注意事项是什么

在没有进行耐药检测的前提下,进行二线治疗的方案可依照表 2-2 进行。

表 2-2　成人及青少年推荐的二线抗病毒治疗方案

原始治疗方案	二线推荐方案
AZT/D4T+3TC+NVP/EFV	TDF+3TC+LPV/r
TDF+3TC+EFV/NVP	AZT+3TC+LPV/r(合并 HBV 感染,增加 TDF)

注:TDF 替诺福韦;3TC 拉米夫定;AZT 齐多夫定;D4T 司他夫定;EFV 依非韦伦;LPV/r 克力芝(洛匹那韦利托那韦)。

应注意以下事项:①以上是在没有耐药检测的前提下根据经验推荐的换药方案,如果有条件进行耐药检测,应根据药敏的结果进行换药;②阿巴卡韦(ABC)也可作为 TDF 的替代药,组合成 ABC+3TC+LPV/r 的方案;③3TC 和 TDF 均有抗乙肝病毒活性,合并乙肝的 HIV 感染者治疗时,如果一线方案含有 TDF 和 3TC 而二线方案不同时含有这两种药物,可能会出现肝炎病情的再发或加重。对于目前接受含有 TDF 和 3TC 方案的感染者在更换新方案时应保留 TDF 及 3TC,同时使用其他有活性的抗病毒药物。

6. 我国自费药物或者医保药物有几种,都是什么

我国目前可以获得的自费药物或医保药物包括以下几类。

(1) 核苷类反转录酶抑制剂包括:恩曲他滨替诺福韦片(舒发泰,TDF/FTC)、恩曲他滨丙酚替诺韦片(达可挥,TAF/FTC)等。

(2) 非核苷类反转录酶抑制剂包括:利匹韦林片(RPV),已进入医保。

(3) 蛋白酶抑制剂包括:达芦那韦考比司他片(普泽力,DRV/c)。

(4) 整合酶抑制剂及相关合剂包括:多替拉韦钠片(特威凯,DTG)、多替阿巴拉米片(绥美凯,DTG/ABC/3TC)、艾考恩丙替片(捷扶康,EVG/c/TAF/FTC)、比克恩丙诺片(必妥维,BIC/FTC/TAF)、拉米夫定多替拉韦片(多伟托,DTG/3TC),其中艾考恩丙替片已进入医保。

(5) HIV-1 长效融合抑制剂:注射用艾博卫泰(艾可宁),已进入医保。

7. 初始治疗的患者应该如何选择抗病毒治疗方案,自费好还是免费好

　　结合国际及国内总体的抗病毒治疗的发展进程及我国目前抗病毒药物可选择范围,患者应该从以下几方面进行抗病毒药物的选择:第一,我国目前提供的免费抗病毒方案已经取得了巨大的成功,如果患者能够耐受或无显著不良反应,仍可以作为首要的选择,因为艾滋病是一种慢性疾病,抗病毒治疗需要长期进行,如果每年付出大量资费用于服药势必会对感染者生活造成巨大压力,一旦因为经济因素停止 HAART,则会对整个疾病控制造成巨大影响。而临床大量实践证实,服用以非核苷类反转录酶抑制剂或蛋白酶抑制剂为核心的抗病毒药物组合,大部分患者表现出较好的依从性,且药物不良反应较轻微,大部分感染者能够耐受且保持长期规律服药;第二,具有一定经济能力的感染者,建议可以使用以整合酶抑制剂为核心的抗病毒治疗方案,如绥美凯(ABC/3TC/DTG)、捷扶康(TAF/FTC/EVG/c)、舒发泰(TDF/FTC)+ 特威凯(DTG)、TDF+3TC+DTG 等,这类药物具有更强大的抗病毒效果,药物不良反应较少,高耐药基因屏障,药物间相互作用少等优点;第三,如果临床上出现药物相关不良反应或难以耐受免费一线抗病毒药物不良反应,或是出现耐药基因突变,则需要及时就诊,在医生指导下更换抗病毒药物组合,或自费或医保或免费药物与上述药物组合。总之任何药物都有相应的不良反应,适合自己的就是最好的。

8. 国家免费药物和自费药物或者医保药物能 组合出几种方案

（1）纯自购药物组合（包含自费以及医保药物）：如绥美凯（ABC/3TC/DTG）、捷扶康（TAF/FTC/EVG/c）、必妥维（BIC+FTC+TAF）、舒发泰（TDF/FTC）+利匹韦林（RPV）、舒发泰（TDF/FTC）+特威凯（DTG）、达可挥（TAF25mg+FTC）+特威凯（DTG）、舒发泰（TDF/FTC）+艾生特（RAL）、达可挥（TAF25mg+FTC）+艾生特（RAL）、舒发泰（TDF/FTC）+普泽力（DRV/c）、达可挥（TAF10mg+FTC）+普泽力（DRV/c）、多伟托（DTG/3TC）等。

（2）国家免费药物与自购药物组合：TDF/AZT+3TC+特威凯（DTG）、TDF/AZT+3TC+艾生特（RAL）、TDF/AZT+3TC+普泽力（DRV/c）、TDF/AZT+3TC+利匹韦林（RPV）、舒发泰（TDF/FTC）+依非韦伦（EFV）、舒发泰（TDF/FTC）+克力芝（LPV/r）等、艾生特（RAL）+克力芝（LPV/r）、特威凯（DTG）+克力芝（LPV/r）等。

需要注意的是，虽然可以有上述这些组合，但是有些并不常用，尤其是以非核苷或蛋白酶抑制剂为基础的方案，因此需要在医生指导下使用。

9. 目前我国在售的单一片剂有哪几种

我国单一片剂目前有 3 种药物在售，分别为绥美凯、捷扶康、必妥维。

绥美凯：即多替阿巴拉米片，以整合酶抑制剂 DTG 为核心药物的单片复方制剂，每片含多替拉韦钠（以多替拉韦计）

50mg、硫酸阿巴卡韦(以阿巴卡韦计)600mg 和拉米夫定 300mg，每天 1 次，1 次 1 片，不受食物影响，在应用之前，患者应筛查是否携带 *HLA-B5701* 等位基因，阴性方可使用，用于治疗 HIV 感染的成人和年满 12 岁的儿童患者(体重至少 40kg 以上)，且乙型肝炎病毒检测需为阴性。

捷扶康：即艾考恩丙替片，以整合酶抑制剂 EVG 为核心药物的单片制剂，每片含艾维雷韦 150mg，考比司他 150mg，恩曲他滨 200mg，富马酸丙酚替诺福韦 10mg。每天 1 次，1 次 1 片，与食物同服。用于治疗 HIV 感染的成人和年满 12 岁的儿童患者。

必妥维：即比克恩丙诺片，以整合酶抑制剂 BIC 为核心药物的单片制剂，每片含比克替拉韦 50mg，恩曲他滨 200mg，富马酸丙酚替诺福韦 25mg。每天 1 次，1 次 1 片，不受食物影响，本品适用于作为完整方案治疗 HIV 感染的成人患者。

10. 国际上目前抗病毒治疗方案的组合有哪些

目前国际上抗病毒治疗指南，欧洲、美国或 WHO 对于一线抗病毒方案建议以整合酶抑制剂为核心的方案组合。

WHO 推荐的一线治疗方案为：TDF+3TC+DTG、TDF+FTC+DTG；替代方案可选择 TDF+3TC/FTC+EFV/RAL/PI/r 或者 AZT+3TC+EFV。

欧洲推荐的首选治疗方案为：ABC/3TC/DTG 或者 TAF/FTC/BIC、DTG/3TC；替代方案可选择 EVG/c/FTC/TDF；EVG/c/FTC/TAF；TDF/FTC/EFV。

美国推荐的首选方案为：ABC/3TC/DTG 或者 TAF/FTC/BIC、

DTG/3TC;替代方案可选择 EVG/c/FTC/TDF;EVG/c/FTC/TAF。

11. 什么情况下不能再使用自己目前的方案

任何抗病毒药物除了具有抑制病毒复制的正向作用外,还具有一些相应的不良反应,以及和其他药物之间相互作用,进而影响患者抗病毒治疗的依从性及疗效。如果临床上出现药物相关不良反应,或难以耐受免费一线抗病毒药物的不良反应,或出现耐药基因突变导致病毒载量反弹,则需要及时就诊,在医生指导下更换抗病毒药物组合。

12. 自费药物和免费药物的最根本区别是什么

我国目前免费抗病毒药物一线方案是以非核苷类药物及蛋白酶抑制剂为核心的组合,如 TDF+3TC+EFV 或 TDF+3TC+LPV/r 等。每一类抗病毒药物均有其相关的不良反应,如核苷类药物的线粒体毒性;非核苷类药物的致敏特性及神经毒性;蛋白酶抑制剂的脂代谢影响等。除了药物的不良反应外,部分患者存在某些基础病,可能同时服用一些降压药物、降脂药物、抗血小板药物、抗凝药物或抗生素类药物等,我国免费抗病毒药物中非核苷类药物及蛋白酶抑制剂均通过肝脏细胞色素 P450 系统代谢,可能和上述药物发生相互作用进而影响药物疗效及毒性。这就需要详细了解上述药物之间的相互影响,以避免出现药物间的相互反应,进而影响抗病毒效果及增加毒性反应。

而自费药物中,大部分是以整合酶抑制剂为核心的药物组合,在药物不良反应及药物相互作用方面都有极大程度改善。国家目前的免费抗病毒药物组合是以非核苷类及蛋白酶抑制剂为核心,相对整合酶抑制剂为核心的组合可能面临相对多一些不良反应及药物相互作用问题。

13. 免费药物和自费药物能否自由更换

第一,如果患者初始服用的是国家免费一线抗病毒药物,且未曾发生耐药及药物不良反应,出于服药的便利性、良好耐受性等考虑,可以更换为自费或医保单片合剂,当然如果经济条件原因需要再次换为原免费方案也可以,但前提是转换前应该进行病毒载量检测,只有在病毒抑制的情况下才能转换。

第二,如果因为原始免费抗病毒方案发生耐药或发生严重不良反应而更换为自费药物,需要在医生指导下根据耐药结果或药物不良反应情况酌情更换药物。更换后不可随意再次切换为原免费方案。

第三,如果治疗前经检测无耐药,初始方案就是自费药物或医保药物组合如绥美凯、捷扶康等,在抗病毒治疗比较稳定情况下,不再建议更换为免费药物组合,如确实因各种因素无法承担自费或医保药物,则需要在医生指导下更换药物组合。

第四,如果治疗前存在耐药,根据耐药位点选择的自费治疗方案如 TDF+3TC+DTG 等,则不可随意切换为免费方案。

总之,任何方案的更换或调整均需由医生完成,不可自行调换。

14. 服用自费药物或医保药物是否享受国家的免费检测政策

　　患者确诊后,首先应到国家免费抗病毒治疗、取药点建档,此时感染门诊医生会完善患者服药前的相关检查,其中最重要的就是 CD4 细胞计数以及 HIV 病毒载量检测,这两项是国家免费检测项目。之后,医生会开处方,向患者发放国家免费抗病毒药物(当然根据患者情况也可选择自费药物或医保药物),在抗病毒治疗过程中需要定期来医院完善相关检查。如果病情稳定,只需要每 3 个月来 1 次医院完善检查即可,所有检查项目均在医保报销范围,且每年会有 1 次国家免费的 CD4 细胞计数及 HIV 病毒载量检查,以便长期监测患者服药后的病情稳定情况。

　　因此,即便服用自费药物或医保药物,只要遵医嘱按时来院随访、检查,即可享受每年 1 次的国家免费检测项目。

四、抗病毒治疗药物服用方法及不良反应

1. 抗病毒药物的不良反应主要有哪些

　　我们前面曾讲到,不同种类的药物可存在某一类药物共性的不良反应,或在一类药物中某一种或几种特殊药物的特殊不

良反应。例如,核苷类反转录酶抑制剂的不良反应为线粒体损伤的机制,由于线粒体功能受损,有氧代谢异常,进一步出现如高乳酸血症、肝细胞脂肪变、脂代谢紊乱、脂肪转移等相关不良反应,其中比较特殊的是核苷类药物里面的齐多夫定具有骨髓抑制的不良反应,阿巴卡韦具有超敏反应特性,以及富马酸替诺福韦导致骨质疏松和肾损伤等特性。非核苷类药物的不良反应主要表现在致敏性上,因此服用依非韦伦及奈韦拉平早期可能会出现皮疹或血清转氨酶升高的表现。而特殊情况是依非韦伦具有神经精神毒性表现。蛋白酶抑制剂共同的不良反应主要表现为脂代谢紊乱及脂肪重新分布等问题。除此之外,还可能出现血糖升高、肌酶升高、外周神经炎、胃肠道反应、贫血、白细胞减少等各种临床表现。药物不良反应根据出现时间的早晚,分为短期不良反应和长期不良反应。其中,短期不良反应一般指启动治疗的 12 周之内。

2. 短期不良反应包括哪些

抗病毒药物的短期不良反应最常见的就是胃肠道反应,如厌食、恶心、呕吐、腹胀、腹泻等症状。另外还有肝毒性,如转氨酶升高,胆红素升高等。还包括出现皮疹、超敏反应、骨髓抑制、出血事件、中枢神经系统毒性等。

3. 长期不良反应包括哪些

随着抗病毒治疗时间的延长,药物的长期毒性逐渐显现,如线粒体毒性(其中包括致命的乳酸酸中毒、胰腺炎、肝脏脂肪变、脂肪转移等)、肾脏问题,代谢异常、骨质疏松及心血管疾病等。

4. 我国常用核苷类药物都有哪些不良反应

核苷类药物的不良反应为线粒体损伤的机制,由于线粒体功能受损,有氧代谢异常,进一步出现如高乳酸血症、肝细胞脂肪变、脂代谢紊乱、脂肪转移等相关不良反应。目前应用最广泛的替诺福韦(TDF),可导致患者出现疲乏、头痛、腹泻、恶心、呕吐、胃胀、肾功能不全等不良反应,还可能出现骨软化,骨密度降低,需要在服用过程中检测肾小球滤过率、尿常规、骨密度等,另外 HBV 合并感染患者突然停用 TDF 时有可能出现严重的肝炎;齐多夫定(AZT)可导致患者出现骨髓抑制,如巨细胞贫血、中性粒细胞降低、胃肠道反应、头痛、失眠、疲乏、皮肤和指甲色素沉着、乳酸酸中毒等;阿巴卡韦(ABC)可引起患者出现超敏反应;富马酸丙酚替诺福韦(TAF)可导致患者出现血脂异常。

5. 我国常用非核苷类药物都有哪些不良反应

非核苷类药物的不良反应主要表现在致敏性上,服用依非韦伦及奈韦拉平早期可能会出现皮疹或血清转氨酶升高表现,甚至少数患者出现严重问题,如 Stevens-Johnson 综合征、肝衰竭等。其中还应引起注意的是依非韦伦的神经系统毒性(如失眠、头晕、抑郁、幻觉、神志不清等)。

6. 我国常用蛋白酶抑制剂有哪些不良反应

我国目前常用的蛋白酶抑制剂为克力芝(LPV/r),其典型的不良反应主要表现为脂代谢紊乱及脂肪重新分布等问题,要求患者服药过程中需要检测血脂(尤其是甘油三酯)等指标。另外还可出现胃肠道反应,如恶心、呕吐、腹泻及疲乏、血清转氨酶升高、高血糖、脂肪重新分布,血友病患者可出现出血倾向,以及P-R间期延长、Q-T间期延长等。

7. 我国常用整合酶抑制剂有哪些不良反应

整合酶抑制剂由于不经过肝脏细胞色素 P450 酶系统代谢,而是经过葡萄糖醛酸转移酶进行代谢,因此其不良反应及与其他药物间的相互影响均较小,主要为失眠、疲乏、头痛等表现。近年有研究提示,整合酶抑制剂的其他不良反应是整合酶抑制剂可抑制肌酐在肾小管分泌,导致血肌酐升高(0.1~0.15mg/dL);另外,利物浦大学的安德鲁·希尔博士发表在《根除病毒杂志》上的一篇观察性研究和临床试验的综述表明,在接受整合酶抑制剂作为抗病毒治疗的一部分患者中,患者的体重似乎有所增加。作者担心整合酶抑制剂可能与体重异常增加有关,但该结论可能还需要更多的证据来证实。

8. 服用抗病毒药物过程中出现其他疾病应如何服药

我们在服用抗病毒药物的过程中,可能会遇到同时治疗其他疾病的情况,因此需要大致了解目前常用的抗病毒药物与其他类药物间有无相互影响,以便进一步就医指导用药。其中核苷类药物由于其大部分药物经过肾脏代谢,与其他药物间相互影响较小,需要注意的是齐多夫定不建议与利巴韦林、更昔洛韦等其他可导致骨髓抑制的药物合用;阿巴卡韦服用期间需要警惕超敏反应,也需要避免与其他可致敏药物合用;非核苷类药物及蛋白酶抑制剂主要经过肝脏代谢,可能和较多种类药物存在相互影响,比如与降脂药物、抗生素等之间相互作用,需要及时调整药物剂量或更换药物;整合酶抑制剂由于不经过肝脏细胞色素 P450 酶系统代谢,而是经过葡萄糖醛酸转移酶进行代谢,因此与其他药物间相互影响较小。

9. 常见抗病毒药物与哪些常用药物有相互作用

(1) 依非韦伦:大部分的降血脂药物经过肝脏 CYP3A4 系统代谢,因此与依非韦伦可能存在相互影响,非诺贝特主要应用于高甘油三酯的治疗,可以与 EFV 合用,而他汀类药物中建议选择瑞舒伐他汀与 EFV 合用可不用调整剂量。抗生素的选择,大部分日常应用的如头孢类、喹诺酮类抗生素与 EFV 合用均无需调整剂量,但应注意抗真菌药物中伊曲康唑、伏立康唑等有较大影响,需要就诊医生进一步咨询。另外服用美沙酮的患者合并应用可使美沙酮降低 52% 血药浓度。大部分的降压药物如 ACEI 类、β 受体阻滞剂等与 EFV 无显著影响,但某些钙离子拮抗剂如地尔硫草的血药浓度可能降低。一些抗凝/抗血小板药物中肝素、阿司匹林不受影响,而利伐沙班、华法林、氯吡格雷等药物的血药浓度均可能受影响。

(2) 克力芝:克力芝在与降血脂药物合用时,非诺贝特可以合用且无需调整剂量,而他汀类药物中建议选择普法他汀与克力芝合用可不用调整剂量。在降压药物中,部分 ARB 类药物如厄贝沙坦等可能导致血药浓度降低,而某些 β 受体阻滞剂如比索洛尔、美托洛尔及钙离子拮抗剂如地尔硫䓬、氨氯地平等血药浓度升高,还可能出现 P-R 间期延长;抗生素中伊曲康唑可升高克力芝的血药浓度,伏立康唑的血药浓度被降低,利福平可降低克力芝的血药浓度,利福布汀可被升高的血药浓度;抗凝/抗血小板药物中肝素、阿司匹林不受影响,而利伐沙班的血药浓度会上升,华法林、氯吡格雷等血药浓度则会降低。

(3) 多替拉韦:整合酶抑制剂由于其经过葡萄糖醛酸转移酶进行代谢,因此与其他药物间相互影响较小。但需要注意如果要是需要服用钙片和复合维生素时,应注意和 DTG 错峰服用,一般建议在服用 DTG 之前 6 个小时以上或在服用 DTG 之后两个小时后再服用相关钙剂和维生素补充剂更安全一些。主要是因为其有效成分与高价阳离子结合,会降低 DTG 的血药浓度。另外,与抗结核药物利福平、抗抑郁药物卡马西平或贯叶连翘(圣约翰草)、抗癫痫药物苯妥英或苯巴比妥等同时服用时,要注意服用 DTG 须每天两次,每次 1 片 (50mg)。针对糖尿病患者使用二甲双胍需要注意,因为 DTG 会增加二甲双胍的血药浓度,在服用 DTG 期间应检测血糖,并注意调整二甲双胍的剂量。

(4) 含有 TAF 的抗病毒药物组合与利福平不能合用。

五、抗病毒治疗依从性对于抗病毒治疗重要吗

1. 影响抗病毒治疗疗效的因素

影响抗病毒治疗疗效因素是多方面的,比如患者治疗前身体的基础状态、抗病毒药物方案的选择、基线的耐药情况、服药依从性等。而患者服药的依从性对于治疗效果具有决定性的作用,如果不规律或不按时服药,产生耐药性的风险性就很高,因为体内的 HIV 在药物水平较低时,会大量复制。因此,良好的依从性可以减少耐药的出现,使药物抗病毒的作用具有持久性,从而达到更好的疗效。保证良好的服药依从性对于有效抑制病毒复制,争取免疫重建至关重要,然而不可否认的是,尽管目前抗病毒药物可选择方案越来越优化,长期甚至终生服药,对于每一个患者而言均是需要勇气与毅力的。

2. 何为依从性,哪些因素可导致服药依从性差

患者接受抗病毒治疗时的依从性,是指 HIV 感染者 /AIDS 患者同意接受、并能基本遵循抗病毒治疗方案进行治疗。依从性问题包括所有影响患者进行治疗的因素。我们在临床中总结

到具体上可能导致患者服药依从性差的原因有以下几条:①抗病毒治疗需要终身用药,患者可能难以坚持;②患者没有基本的艾滋病知识,未了解治疗艾滋病的重要性即仓促治疗;③在治疗过程中出现抗病毒药物不良反应,不能坚持;④有些抗病毒治疗组合方案需要一天多次服药,片粒数较多;⑤由于工作、出差等原因常致漏服;⑥服药生怕受到家人、同事、社会等的歧视,不敢光明正大服药;⑦部分患者抗病毒治疗前出现了机会性感染,如肺结核、肺炎、PCP 等,增加了抗病毒治疗的难度,使依从性降低。以上情况可见,在保证长期、规律服药过程中,良好的依从性是需要患者付出极大的努力和意志力的。

3. 如何有效提高抗病毒治疗依从性,保证患者长期规律服药

首先,依从性取得成功的关键是治疗开始前专业医师必须要对患者认真讲解艾滋病治疗的重要性、抗病毒药物治疗的相关知识,以便更好地提高依从性。抗病毒治疗有可能产生药物不良反应,但大部分是可以处理的,并且随用药时间延长而逐渐减轻和消失。让患者既做好长期服药的精神准备,又不至于过度恐慌而丧失信心。

其次,医生应利用专业知识为患者个体化定制抗病毒治疗方案,此时要考虑到药物的疗效、不良反应情况、患者的经济能力、患者的身体承受能力,以及抗病毒药物的可及性、便利性等,不要让患者在抗病毒这个马拉松长跑的起跑线上就出问题。

再次,要叮嘱患者在用药过程中定期随访以便监测药物的

不良反应,监测过程中发现的问题,就诊医生应尽快解决,必要时进行对症治疗或更换药物组合,患者不应由于药物的不良反应而随意停服。

最后,良好的依从性还需要患者长期的信心和意志力,需要患者良好作息和健康阳光心态,也更需要家人、朋友、同事及社会共同的关怀和帮助。相信随着中国经济发展水平和医疗水平的不断提高,未来可供感染者选择的药物种类将会越来越多,治疗方案越来越优化和简化,药物的不良反应也会越来越低。

六、抗病毒治疗过程中的检测有哪些,需要自费吗

患者确诊后,首先应到国家免费抗病毒治疗取药点建档,此时感染门诊医生会完善患者服药前的相关检查,其中最重要的就是 CD4 细胞计数以及 HIV 病毒载量,这两项检测在北京、上海、广州、深圳等一些大城市可能是免费的,但具体需依据当地政策而定。除此之外还应该完善一些常规检测如血常规、尿便常规、肝肾功能,以及乙肝、丙肝、梅毒等其他病原筛查,女性加做尿妊娠试验,这一部分检查需要付费但均在医保范围内,有些地区可以报销部分费用,但需依据当地政策而定。

之后就是医生开处方发放国家免费抗病毒药物(当然根据患者情况也可选择自费药物或医保范围药物),在抗病毒治疗过程中需要定期来医院完善相关检查。患者具体的定期随访程序为:服药半个月、1个月来院复查,之后每月来院复查同时领取1个月药物,复查内容主要为血常规、肝肾功能等监测药物不良反应的相关指标。满半年时加做国家免费的CD4细胞计数以及HIV病毒载量评价抗病毒治疗疗效。之后患者规律取药,如果病情稳定只需要每3个月来1次医院完善检查即可,所有检查项目均在医保报销范围,且每年会有1次国家免费的CD4细胞计数及HIV病毒载量检查,以便长期监测患者服药后的病情稳定情况,当然,免费检查也需要依据当地政策而定。

以上就是患者确诊后需要检测的内容及国家免费项目和付费检查项目,一般情况下患者只需要遵医嘱按时来院随访检查即可。当然,有经济能力的,可增加病毒载量的检测次数,这样患者也是获益的。

七、正确理解 U=U

1. 什么是 U=U

在 2016 年 Prevention Access Campaign 首次提出 U=U

（undetectable=untransmittable，持续检测不到病毒 = 不具传染力）概念作为运动口号。具体内容是指接受抗病毒治疗且病毒载量持续检测不到的 HIV 感染者，通过性行为将 HIV 传染给其他人的风险小到可忽略。2018 年，在荷兰举行的世界艾滋病大会上，英国学者将这个概念分享给各国的参会学者。目前，该共识已成为国际防治 HIV 感染的重要理论之一，我国对此也逐渐熟悉和接受。U=U 的提出，强调了长期持续有效抗病毒治疗的重要性，让"HIV 治疗即预防"有了理论依据，改变了目前在艾滋病防治领域公共健康和医疗的整体策略，对提高 HIV 感染者 / AIDS 患者治疗的积极性、服药依从性有很大的促进作用，并对进一步降低 HIV 性传播和母婴传播有着重大意义。

2. U=U 就可以高枕无忧吗

　　首先，瑞士国家艾滋病委员会声明的重点和前提是 HIV 感染者没有其他性病，U=U 只是关于 HIV 传播风险的研究声明，然而对于众所周知的乙肝、丙肝、梅毒、衣原体、淋病、尖锐湿疣等，仍可通过无保护性性行为传播。过度解读 U=U，把安全套束之高阁万不可取。

　　其次，要做到真正的 U=U，就需要达到"持续检测不到病毒"这一目标，真正的"检测不到病毒"的阈值通常指血液中病毒载量水平低于 40 拷贝 /mL。研究显示，病毒载量低于 200 拷贝 /mL 的 HIV 感染者即不具传染力，因此在 U=U 概念中，"检测不到病毒"与"达到病毒学抑制"互通。鉴于部分地区的病毒载量检测下限是 500 拷贝 /mL，或者没有进行定期、持续的病毒学监测,都不能满足真正的 U=U。U=U 只有在第一个 U（undetectable）实现的前提下,第二个 U（untransmittable）才可以实现。

总之,针对中国 HIV 感染的不同背景、不同人群,推广 U=U 的意义存在不同的策略。宣传 U=U 概念的初衷并非鼓励达到病毒学抑制的 HIV 感染者肆意进行无保护性性行为,而是旨在以此鼓励更多的患者甚至所有 HIV 感染者积极接受治疗、提高服药依从性,以及为 HIV 感染者/AIDS 患者去污名化,让他们可以无碍地被家人和社会接受,消除艾滋病歧视,从而更有效地控制 HIV 传播。因此,U=U 并不是高枕无忧,而是需要在这个概念的基础上,继续强调持续行为干预和健康教育。目前,发生性行为时使用安全套仍是首选,同时根据实际情况采取 PrEP 等方法,多渠道预防 HIV 的传播。

参考文献

［1］王红红,何国平 . AIDS 患者抗逆转录病毒治疗依从性的研究进展［J］. 中华护理杂志,2006,41（10）:926-928.

［2］王辉,李在村,赵红心,等 . 人类免疫缺陷病毒（HIV）抗病毒治疗二联简化疗法专家共识［J］. 中国艾滋病性病,2020,26（3）:331-334,336.

［3］DHHS. Guidelines for the Use of Antiretroviral Agents in Adults and Adolescents with HIV. 5-30 ［EB/OL］. https://aidsinfo.nih.gov/guidelines/html/1/adult-and-adolescent-treatment-guidelines. 2021-04-19.

［4］郝阳,孙新华,夏刚,等 . "四免一关怀"政策实施 10 年中国艾滋病防治主要进展［J］. 中国艾滋病性病,2014,20（4）:228-232.

［5］中国疾病预防控制中心性病艾滋病预防控制中心 . 国家免费艾

滋病抗病毒药物治疗手册[M].4版.北京:人民卫生出版社,2016:19-29.

[6] SAAG MS,BENSON CA,CANDHI RT,et al. Antiretroviral drus for treatment and prevention of HIV infection in adults:2018 recommendations of the international antiviral society-USA guidelines[J]. JAMA,2018,320(4):379-396.

（梁洪远　赵红心　张福杰）

第三章

潜在的危险：机会性感染和并发症

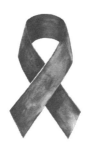

一、机会性感染

1. 什么是机会性感染

机会性感染是指只有在机体免疫力下降的情况下才会发生的感染,而在免疫力正常的情况下一般不会发生。由于HIV主要侵犯人体的免疫系统,尤其是使CD4细胞数量降低,造成机体免疫力逐渐下降,使得一些正常情况下不会致病或毒力偏弱的病原体导致机体出现的感染,或使机体因对致病病原体的易感性增加而导致的感染,称之为机会性感染。

2. 出现机会性感染意味着什么

出现机会性感染意味着机体的免疫力明显下降,严重情况下也意味着患者已经进入HIV感染的发病期,即艾滋病期,此时患者病情较重,随时可能因严重的机会性感染危及生命。

3. 机会性感染的特点是什么

机会性感染可以侵犯人体的多个系统,病原体多元化,病情复杂,播散性感染多见。在不同的免疫状态下,造成机会性感染的病原体不同。因此,医生应关注患者的免疫水平,结合患者的临床表现,大致对感染的病原有一个倾向,并针对性地对患者进行检查和诊治。机会性感染往往是多个病原体的混合感染,如不及时治疗,严重的可危及生命。

4. 常见的机会性感染有哪些

（1）消化系统：鹅口疮（口腔念珠菌感染）、念珠菌性食管炎、巨细胞病毒食管炎、隐孢子虫病等。

（2）呼吸系统：肺孢子菌肺炎、肺结核、细菌性肺炎、巨细胞病毒肺炎。

（3）眼部：巨细胞病毒视网膜炎、疱疹病毒感染（单纯疱疹病毒和带状疱疹病毒）侵犯眼部。

（4）神经系统：隐球菌脑膜脑炎、结核性脑膜脑炎、弓形体脑病。

（5）皮肤：带状疱疹、单纯疱疹病毒感染。

（6）其他：结核病、非结核分枝杆菌病。

5. 如何识别机会性感染

机会性感染往往发生在机体免疫力下降的阶段,如果患者曾经有过不安全的性行为或已经诊断为 HIV 感染,但还未及时抗病毒治疗,这时若出现不明原因的发热 1 个月以上,或者不明原因的腹泻（每天大便次数在 2~3 次以上,或者大便不成形）1个月以上,近半年体重下降超过 10% 以上,或者全身浅表淋巴结肿大超过 3 个月等,则说明患者身体出现了问题,估计已经到了艾滋病的发病期。这个时候如果出现呼吸系统、消化系统、神经系统,眼部甚至皮肤的一些临床表现,就要警惕可能是出现了机会性感染,需要尽快就诊,及时诊断、及时治疗,否则就有可能危及生命。

6. 出现机会性感染怎么办

如果怀疑或确定出现了机会性感染,应当第一时间到传染病专科医院就诊,进行相关检查,医生会依据病情轻重程度做进一步检查确诊,针对性地予以抗病原体治疗以及支持性对症治疗,一旦病情有所缓解会尽快启动抗病毒治疗。

7. 机会性感染与药物的不良反应有什么区别

机会性感染和药物的不良反应都会给机体造成不适和不同程度的伤害,但因产生不适和伤害的原因不同,处理的方法也不同。

机会性感染是由于机体免疫力下降,由正常情况下不致病或很少致病的病原体感染机体造成的,需要给予相关的治疗,否则会造成严重的后果;而药物的不良反应则是由药物引起的,一般情况下,停药即可缓解,医生会根据具体情况决定是否停药或换药。一般来说,疗效可靠,轻度的可忍受的药物不良反应是可以不停药不换药的。但机会性感染是必须给予相应的处理和治疗的。

8. 长了鹅口疮怎么办

鹅口疮是口腔念珠菌感染的俗称。如果出现味觉紊乱并且有时舌有烧灼感，特别是发现在颊黏膜、扁桃腺和舌上出现有易刮落的白膜，那么很有可能是长了鹅口疮，也就是口腔念珠菌感染。这种感染偶尔也会以黏膜红斑的形式出现。此时，应该到专业医生那里就诊，如果医生确认是鹅口疮，会给予氟康唑口服抗真菌治疗，疗程一般需要 1 周。患者还应做 HIV 相关检查，以了解自身免疫状态及病毒复制情况等。

9. 食管发炎是怎么回事儿

　　当患者出现吞咽困难或吞咽疼痛的症状时，很有可能是食管出现了炎症，对于 HIV 感染者 /AIDS 患者来说不能大意，需要进一步做胃镜检查来明确。比较常见的引起食道炎的病原体主要是念珠菌和巨细胞病毒，两者的临床表现有一定的区别。念珠菌性食管炎常有吞咽困难（饮水尚可，但是不能咽下食物）和胸骨后疼痛，有些人诉有恶心，极少有呕吐，由于吞咽困难和吞咽时疼痛，患者食欲下降，甚至不能进食，可出现严重的消耗表现，有时还可发生上消化道出血，胃镜检查可见覆盖于食管黏膜层厚厚的假膜，并可见到不规则的溃疡；巨细胞病毒食管炎的临床表现以吞咽疼痛为主，胃镜检查示食管多发性较深溃疡，被覆黄白苔，通过病理组织检查找到巨细胞病毒包涵体及巨细胞病毒的免疫组化阳性可以确诊。

10. 发生水样腹泻怎么办

　　当患者出现腹泻，俗称"拉肚子"的表现时，一定要注意大便的性状，如果是水样腹泻且次数偏多，则要警惕隐孢子虫病的可能性。隐孢子虫病是一种通过粪 - 口途径传播的肠道寄生虫病,主要由微小孢子虫引起,主要传染源是动物,污染的水和食物,潜伏期大约 10 天,对于健康宿主及 CD4 细胞 >200 个 /μL 的 HIV 感染患者,腹泻大多在数日内缓解,对于 AIDS 患者,通常为慢性水样腹泻,以致因水电解质紊乱和脱水而死亡。以每天 20 次大便、里急后重常见,伴恶心、呕吐,通常没有发热,偶尔累及胆道引起胆管酶升高,也可能发生急性胰腺炎。

11. 如何预防肺孢子菌肺炎

　　对于 HIV 感染者 /AIDS 患者来说,有些机会性感染是可以预防的。其中就包括发病率较高的肺孢子菌肺炎(pneumocystispneumonia,PCP),包括一级和二级预防措施。预防指征:CD4 细胞计数 <200 个 /μL 的成人和青少年,包括孕妇及接受抗病毒治疗者。预防药物选择:首选复方新诺明,每天 1 次,每次 1 片。若患者对该药不能耐受,替代药品有氨苯砜和甲氧苄氧嘧啶。患 PCP 患者经抗病毒治疗使 CD4 细胞计数增加到 200 个 /μL 以上并持续 3~6 个月时,可停止预防用药。如果 CD4 细胞计数又降低到 200 个 /μL 以下时,应重新开始预防用药。

12. 肺结核的治疗原则

　　对于 AIDS 患者而言,肺结核也被看作是一种机会性感染,其治疗原则与非 AIDS 患者相同。但抗结核药物使用时应注意与抗病毒药物之间的相互作用及配伍禁忌。治疗药物包括:异烟肼、利福平、利福布汀、乙胺丁醇、吡嗪酰胺,根据情况也可选用对氨基水杨酸钠、阿米卡星、喹诺酮类抗菌药物及链霉素等。如果结核分枝杆菌对一线抗结核药物敏感,则使用异烟肼 + 利福平 / 利福布汀 + 乙胺丁醇 + 吡嗪酰胺进行 2 个月的强化期治疗,然后使用异烟肼 + 利福平 / 利福布汀进行 4 个月的巩固期治疗。定期监测肝肾功能和血常规,同时监测抗结核治疗效果等。应该注意的是利福半或利福布汀与抗病毒药物依非韦伦和克力芝的相互作用,甚至与富马酸丙酚替诺福韦的相互作用,应在医生指导下合理选择抗病毒治疗方案。

13. 患了肺炎怎么办

当患者出现发热伴有咳嗽、咳痰、胸闷、喘憋等表现时,可能需要来医院进行胸部 CT 检查,以明确是否患了肺炎。因引起肺炎的原因较多,可以是细菌性肺炎,也可以是肺孢子菌肺炎,或者巨细胞病毒性肺炎等,表现各异,进一步判别需要住院检查明确。

肺孢子菌肺炎是艾滋病指征性疾病,往往发生于 CD4 细胞 < 200 个 /μL 的 AIDS 患者,是引起患者呼吸衰竭的主要原因之一。典型三联征包括:干咳少痰、低热、逐渐加重的运动性呼吸困难,呼吸困难表现在气不够用,一活动就会有气上不来的感觉,患者往往临床症状重而体征轻,单纯予以吸氧不能缓解,通常经过外院给予的抗生素甚至广谱的抗生素治疗无效,胸片或胸部 CT 示间质性肺炎改变,即毛玻璃样密度阴影;典型细菌性肺炎患者急性起病、发热,通常是高热,伴有咳嗽、咳痰,痰量较多,可为白黏痰或黄白痰等,出现胸膜炎时,可能伴有呼吸痛,临床症状和体征一致,胸部 X 线检查可见斑片渗出影;巨细胞病

毒性肺炎的临床表现与其他病毒性肺炎相似，AIDS 患者常常伴有全身的巨细胞病毒感染，表现为发热、咳嗽、呼吸困难、活动力下降、缺氧和呼吸衰竭，体征轻，胸片和胸部 CT 常见两肺毛玻璃样、粟粒样或结节样改变，需要与肺孢子菌肺炎鉴别。

14. 发现自己视物模糊应如何处理

当发现自己视物模糊、视力下降，应即刻到医院眼科门诊进行检查，不同的致病原可引起视物模糊或视力下降，需要眼科专科检查进一步明确。

巨细胞病毒视网膜炎可以引起眼前有飘浮物、视物模糊、视力下降、视野缺损的临床表现，眼底镜检查示小片、孤立、分散性视网膜坏死病灶，伴明显的血管炎，出现棉絮状渗出点、出血等，有经验的眼科医生会通过眼底镜检查基本可以判别出来，尽早诊治利于疾病的恢复。

单纯疱疹病毒感染侵犯眼部可引起角膜炎，表现为眼红、眼痛、视力下降，角膜可见点状或树枝状病变。

带状疱疹病毒感染侵犯眼部常发生于三叉神经之第一支（眼支），分布在有发的头皮、前额与上睑的皮肤，有时也侵犯第二支，病变分布在下眼睑，颊部及上唇，典型症状为前额和眼睑的皮肤表面出现成簇状，大小不等的水泡，面积不大，伴有眼部疼痛，轻中度的头痛和全身不适，多数病变较轻，经 1~2 周逐渐消退，愈后不留瘢痕，极少数形成脓性疱疹，出现溃疡，历经数周结痂脱落，愈后遗留瘢痕组织，影响美观。个别情况下，疱疹侵犯角膜，可引起视力下降、眼睑下垂等。

15. 头痛要警惕是否患了脑膜炎

　　如果患者出现了头痛,且逐渐加重,同时伴有发热、恶心、呕吐、神志异常,应警惕是否患了脑膜炎,也就是中枢神经系统感染。引起中枢神经系统感染的病因比较复杂,需要尽快就诊住院,医生会依据情况进行腰椎穿刺检查,头颅 CT 或 MRI 检查进一步明确。

　　隐球菌脑膜脑炎:多为亚急性和慢性起病,起病时间在 2 周以上,少数为急性起病,大多病程迁延,进展缓慢。早期有不规则低热,体温一般为 37.5~38℃,或表现为轻度间歇性头痛,而后逐渐加重,出现阵发性头痛伴恶心,频繁呕吐等颅内高压症状,视物模糊。部分患者有不同程度意识障碍,意识障碍在数日内会进展迅速,很少见明显脑膜刺激征:如颈项强直,克尼格征、布鲁辛斯基征阳性等。约有 1/3 的患者有视神经、动眼神经、展神经、面神经及听神经等脑神经损害,其中以视神经受损最为多见,出现视力下降以至失明。少数患者可有癫痫发作、精神异常、偏瘫、共济失调等。需要进行腰椎穿刺及脑脊液墨汁染色及隐球菌抗原检测进一步确诊。

　　结核性脑膜脑炎:典型结核性脑膜脑炎的临床表现一般起病缓慢,在原有结核病基础上,出现性情改变,如烦躁、易怒、好哭,或精神倦怠、呆滞、嗜睡或睡眠不宁,两眼凝视,食欲不振、消瘦,并有低热或不明原因的反复呕吐。可出现头痛,初可为间歇性,后持续性头痛,呕吐频繁,常呈喷射状,可有感觉过敏,逐渐出现嗜睡、意识障碍。若病情继续发展,则进入昏迷状态,可有惊厥发作。常出现颅神经受累表现，最常见为面神经、动眼神经及外展神经的瘫痪，多为单侧受累，表现为鼻唇沟消失、眼睑下垂、眼外斜、复视及瞳孔散大，眼底检查可见视神经炎，视乳头水肿，脉络膜可偶见结核结节。同样需要进行腰椎穿刺及脑脊液相关检查进行进一步明确，血或脑脊液的结核培养有利于病原诊断。

16. 如何预防弓形虫脑病

弓形虫脑病也是一种可以预防的机会性感染。对无弓形虫脑病病史但 CD4 细胞计数 <200 个 /μL 且弓形虫抗体 IgG 阳性的患者应常规用复方新诺明每天 2 片预防，对既往患过弓形虫脑病的患者要长期用复方新诺明每天 2 片预防。患者经 HAART 治疗使 CD4 细胞计数增加到 200 个 /μL 且持续超过 6 个月以上时，可停止预防用药。对弓形虫抗体阴性且 CD4 细胞计数 <100 个 /μL 的患者应避免弓形虫感染。具体措施包括：肉类食物应在 -20℃冷藏；肉类食物要煮熟（至少 60℃以上）以杀灭组织中的包囊；蔬菜水果要清洗干净；不养宠物。

17. 发现疱疹怎么办

如果患者的身上出现了疱疹，需要到医院就诊，进一步明确疱疹的性质，以便及时对因对症治疗。通常导致身体疱疹的常见原因包括单纯疱疹病毒感染和带状疱疹。

对于 HIV 感染者，单纯疱疹病毒（herpes simplex virus，HSV）感染是一个常见问题，严重免疫功能缺陷时容易发生慢性感染，单纯疱疹病毒有两个血清型，HSV-1 和 HSV-2，HSV-1 主要通过黏膜直接接触（如接吻）而传播，在唇、舌、齿龈或颊黏膜等口周区域引起瘙痒性水疱；HSV-2 主要通过性传播，在阴茎、阴道、外阴和肛门引起疱疹样损伤。疱疹具有瘙痒和烧灼感，涉及口部的感染可影响进食。生殖器或肛门疱疹（直肠炎）时，排尿和排便可十分疼痛，局部淋巴结常肿大。口腔、生殖器或肛周疱疹常可通过临床表现作出诊断，血清学检查对诊断有帮助，如果血清学阴性，可以检查病毒核酸进一步明确。

带状疱疹是由曾经感染的水痘病毒再次激活引起，病毒会在脊神经节中存活终生。即使是在免疫力有所下降的正常人以及免疫功能相对较好的 HIV 感染者中，也有可能发生带状疱疹。其前驱症状通常为头痛、乏力和畏光，极少伴有发热。受累区域首先出现过度敏感，随后数小时或数日内出现瘙痒和 / 或疼痛。疼痛可在皮损数天前出现，皮损通常表现为一个或多个皮区的节段性（通常为单侧性）红斑，伴有疱疹。受损部位破溃通常为出血性，创面逐渐干燥，应保持创面清洁干燥以免发生细菌感染。多个皮区受累通常遗留带状疱疹神经痛，这是一种难治性疼痛综合征，如果疼痛在疱疹痊愈后持续 1 个月以上，可考虑为疱疹后神经痛。根据皮肤受累的特点可以做出带状疱疹的临床诊断。

18. 非结核分枝杆菌病如何预防

AIDS 患者，当 CD4 细胞计数 <50 个 /μL 时，需要采取预防性措施预防非结核分枝杆菌病的发生，尤其是播散性鸟 - 胞内

分枝杆菌感染的发生。方案是克拉霉素 500mg/ 次，每天 2 次；或阿奇霉素 1 200mg/ 周。如患者经 HAART 治疗使 CD4 细胞计数增加到 >100 个 /μL 并持续 6 个月时，可停止预防用药。

19. 几种肺外结核的治疗原则和注意事项

　　AIDS 患者结核病的治疗原则与非 AIDS 患者相同，但抗结核药物使用时应注意与抗病毒药物之间的相互作用及配伍禁忌。治疗药物：异烟肼、利福平、利福布汀、乙胺丁醇、吡嗪酰胺，根据情况也可选用对氨基水杨酸钠、阿米卡星、喹诺酮类抗菌药物及链霉素等。如果结核分枝杆菌对一线抗结核药物敏感，则使用异烟肼 + 利福平 / 利福布汀 + 乙胺丁醇 + 吡嗪酰胺进行 2 个月的强化期治疗，然后使用异烟肼 + 利福平 / 利福布汀进行 4 个月的巩固期治疗。对抗结核治疗的反应延迟（即在抗结核治疗 2 个月后仍有结核病相关临床表现或者结核分枝杆菌培养仍为阳性）、骨和关节结核病患者，以及淋巴结结核、肠结核或结核性腹膜炎患者，抗结核治疗疗程应延长至 9 个月。对中枢神经系统结核患者，疗程应延长到 9~12 个月。

　　所有合并结核病的 HIV 感染者，无论 CD4 细胞计数水平如何，均应接受 HAART。对于艾滋病合并结核病患者均建议先给予抗结核治疗，之后再启动 HAART。对于 CD4 细胞 <50 个 /μL 的严重免疫缺陷患者，建议在抗结核 2 周内开始 HAART；对于 CD4 细胞 ≥50 个 /μL 的患者，建议在 8 周内尽快启动 HAART。对于中枢神经系统结核病患者，早期启动 HAART 发生免疫重建炎性反应综合征的风险较高，需注意严密观察，这类患者启动

HAART 的最佳时机尚未明确。对于合并结核病的患者,需密切监测药物不良反应并注意药物间相互作用,必要时应调整抗病毒或抗结核药物的剂量,进行血药浓度监测。

二、并 发 症

1. 并发症的含义是什么

艾滋病并发症通常是指患者所患的非艾滋病相关的疾病,包括肿瘤、代谢性疾病、心脑血管疾病、创伤等,在正常免疫人群中也会发生的疾病。随着抗病毒治疗的有效实施,HIV 感染者的寿命在延长,艾滋病相关疾病的发病率及病死率在下降,而随着年龄增长,抗病毒药物的长期使用带来的非艾滋病相关的疾病即并发症会越来越突出。由于艾滋病的存在,这些并发症的治疗既有与普通患者相同的地方,也有与普通患者不同的地方,是目前需要关注的一大类疾病。

2. 并发症与机会性感染的区别

并发症不一定与机体免疫力相关;而机会性感染是与机体免疫力相关的只有在免疫力低下的情况下发生的疾病。

3. 怎样面对并发症

　　并发症包括的种类比较多,是一般人都可能患的疾病,有些还是比较常见的疾病。对待并发症,我们应该给予高度的重视,及早发现、及早治疗。要听从医生的指导,处理好艾滋病抗病毒治疗和并发症治疗的关系,分清主次和轻重缓急,提高服药依从性,改变自己的生活方式,积极治疗,有利于改善疾病的预后,改善生活和生存质量。

4. 常见并发症的介绍

　　(1) 眼科并发症

　　1) 眼梅毒:梅毒螺旋体感染人体后,数小时内可以播散全身包括眼部。梅毒可侵犯眼球前后节引起包括角膜、巩膜、虹膜、脉络膜、视网膜及视神经等多部位疾病,常双眼受累,对患者视力损害严重。眼梅毒的表现多种多样,易误诊。患者需要尽快去眼科就诊,及时做出诊断,及时治疗。眼梅毒,特别是梅毒性葡萄膜炎,需按照神经梅毒的方案进行检查和治疗。具有活动性临床表现的眼梅毒应该按照神经梅毒治疗方案进行规范足量抗生素治疗。注射青霉素是治疗眼梅毒的一线用药。对青霉素过敏者,可选用头孢曲松,非梅毒螺旋体试验滴度下降 4 倍以上视为对治疗有反应。对于梅毒并发视神经炎患者,建议应该在有效抗生素治疗同时联合糖皮质激素口服或局部注射治疗,尤其是对于炎症反应较重,或出现黄斑水肿等并发症时更应辅以糖皮质激素治疗。糖皮质激素使用还可减少梅毒治疗过程中可能出现的吉海反应,即杀灭螺旋体时释放的脂蛋白、细胞因子以及免疫复合物造成的机体超敏反应。吉海反应通常出现在第一次注射后 4~12 小时。梅毒性角膜炎需局部用抗生素滴眼液及促进角膜上皮愈合的滴眼液,如可用氧氟沙星滴眼液及重组牛成纤维生长因子滴眼液,每天 4 次点眼。梅毒性虹膜睫状体炎需局部用激素、非甾体类抗炎药及散瞳药物治疗,如可用妥布霉素地塞米松滴眼液、复方托品卡胺滴眼液、普拉洛芬滴眼液,每天 4 次点眼。

2)青光眼:随着手机、电脑等电子产品的广泛应用,长时间用电子产品后出现的视疲劳成为 HIV 感染者和正常人的常见病,视疲劳表现为眼胀、眼痛、一过性视物不清,很多人误以为是青光眼。事实上,青光眼的患者可表现为眼胀、眼痛、视物不清,也可没有明显症状,眼压高、视野缺损、视神经损害是青光眼的特征性改变。有眼胀、眼痛、视物不清的患者,建议前往眼科就诊,明确诊断后再行治疗。

(2)需要外科干预的并发症

1)肛周脓肿和肛瘘:在 HIV 阳性男男性行为者中,肛门直肠病变是患者最常见的手术问题之一。建议普外科就诊。肛瘘和脓肿、肛门尖锐湿疣、肛门鳞状细胞癌是最常见的并发症。肛周脓肿通常表现为肛周剧烈疼痛、坐立不安,伴有肛门坠胀感和便意感,严重时会影响排便、排尿,感染加重时会出现高热。有的肛周脓肿位置较深,体表症状不明显,但可能会引起全身感染加重,出现败血症。脓肿切开引流是治疗肛周脓肿的主要手段,手术前需要做超声检查了解脓肿的位置和深度,以利于脓液充分引流。一部分肛周脓肿破溃或引流后形成肛瘘,肛瘘主要通过肛瘘挂线或肛瘘切除治疗。

2) 尿路感染:尿路感染是细菌感染中最常见的一种感染,症状包括尿痛、尿频、尿急、发热、腰痛和血尿,也有许多患者是无症状的。普通人群尿路感染发病率较高且呈上升趋势,HIV感染者尿路感染的患病率比普通人群高 1~3 倍。在 HIV 感染者 /AIDS 患者尿路感染的诊断和治疗过程中,其具有发病率高、复发率高、治疗时间长、抗生素耐药性增加、感染经济负担增加等特点,目前尿路感染的诊断是根据临床症状和尿液细菌培养结果,尿路感染通常需要更长的抗生素治疗,有时还需要泌尿外科进行辅助治疗。

3) 肺癌:肺癌是最常见的非艾滋病相关的肿瘤之一,由于肺癌的发病率与年龄有关,在有效的联合抗反转录病毒疗法的情况下,随着 HIV 感染者寿命的延长,已成为高收入国家 HIV感染者的主要死亡原因。风险因素包括:吸烟、HIV、免疫抑制的存在及慢性肺部炎症。目前,对于 HIV 并发肺癌没有明确的治疗指南,一般认为,如果一个 HIV 阳性者被诊断为肺癌,而且已经开始接受 HAART,那么就应该根据患者一般情况、肿瘤分型及分期选择手术或采用合适的抗肿瘤药物来增加治疗机会。如果一个患者同时被诊断为 HIV 感染和肺癌,首先应该选择肺癌的治疗,然后再考虑抗病毒治疗。

外科治疗:HIV 感染并发肺癌是否应采用积极的根治性手术治疗及何时手术时机最佳尚存在争议。有观点认为,术前应在患者身体条件耐受手术的情况下,注意预防患者肺部机会性感染,在积极的 HAART 下,应遵循未感染 HIV 非小细胞肺癌的手术指征。化疗:HIV 感染合并肺癌的患者建议采用 HAART 和化疗联合治疗。但由于 HAART 药物与抗肿瘤药物之间可能产生较多的药物毒性或降低药效及药物的叠加效应,应充分考虑抗肿瘤药物与抗病毒药物间的相互作用。建议肿瘤专家和艾滋病专家联合制定出合适的抗肿瘤和 HAART 疗法,以最大限度地增加疗效,降低毒性。

4)肛管癌:大多数感染 HIV 的肛管癌患者是男性,其中大多数都发生过男男性关系。HIV 感染者的肛管癌治疗与非 HIV 感染者没有区别。局部肛管癌患者,建议采用放疗或联合放化疗。化疗后局部复发或持续性疾病采用切除局部病灶联合永久性结肠造口术治疗,局部病灶无法切除的单纯进行永久性结肠造口术解除肠道梗阻。

5)骨巨细胞瘤:骨巨细胞瘤(GCT)为骨原发的良性侵袭性肿瘤,病因尚不明确。据统计,有 20% 的 GCT 为恶性,有 8% 为原发恶性。HIV 感染者并发 GCT 的发生机制可能与免疫力下降、长期慢性炎症刺激、T 细胞激活、HIV 病毒血症及 ART 药物的不良反应有关,且较正常患者术后更容易复发。GCT 治疗以手术切除为主,应用切刮术加灭活处理,植入自体或异体松质骨或骨水泥。本病复发率高,对于复发者,应作切除或节段截除术或假体植入术。本病对化疗无效,对手术困难者(如脊椎)可放疗,但放疗后易发生肉瘤变。目前靶向药物可用于难治性骨巨细胞瘤,控制疾病进展和复发。

6)骨质疏松和骨折:AIDS 患者由于骨代谢紊乱并发骨

量减少、骨质疏松,加之各种外伤发生脆性骨折也逐年增加,大多数需要进行骨科手术治疗。HIV 感染者骨折的年发病率为0.53%,这一数据远远大于正常人骨折的发病率。最新报告显示,HIV 感染者罹患骨折的风险是性别与年龄相对应的正常人群的 3 倍。骨折需要充足的营养帮助其愈合,营养支持、改善低蛋白血症显得尤为重要。HIV 感染不会增加骨不连的发生率,具有手术指征的患者,在无手术禁忌情况下,应尽早安排手术治疗,对于陈旧骨折患者,建议术中同时进行植入自体骨或异体骨治疗。

7) 股骨头坏死:据统计,HIV 感染者每 1 000 人中约有2.47 人发生股骨头坏死,相比正常人发生股骨头坏死发病率高出 60 多倍,HIV 感染者中有症状的股骨头坏死年发病率约为0.08%~1.33%;其发病风险是普通患者的 10~100 倍。采用股骨头髓芯减压及同种异体骨打压植骨治疗股骨头无菌性坏死能够减少股骨头的应力负荷,稳定股骨头的内环境,有利于骨坏死修复,可有效预防股骨头坏死塌陷,适用于早期股骨头坏死的患者,尤以中青年患者为宜。股骨头坏死晚期全髋关节置换仍然是治疗 HIV 感染者股骨头坏死的一种安全有效的方法。

8) 非 HIV 相关性的肿瘤:免疫缺陷是癌症的一个危险因素,考虑到不同癌症与免疫力之间的联系,我们可以预期在免疫恢复或在 CD4 细胞水平保持不变的情况下,接受 cART 的患者患癌风险较低,WHO 的指南建议,不管 CD4 细胞计数如何,启动 cART 将降低 CD4 细胞计数低的患者患常见癌症的风险,尽管如此,与 HIV 阴性的癌症患者相比,HIV 阳性的癌症患者总体生存率仍存在差异。原因在于部分 HIV 阳性患者存在心理负担，不愿意去体检机构或医院进行肿瘤筛查、诊治。而当他们出现严重的症状再到医院就诊时已经处于肿瘤晚期，此时治疗、缓解疾病的手段极其有限。因此，对 HIV 阳性患者进行常规体检、胃肠镜等方式筛查能早期发现肿瘤、早期治疗，疗效将能达到普通人群水平。像结直肠癌、乳腺癌等这样的非 HIV 相关性的肿瘤绝大多数需要进行外科手术治疗。

9）结直肠创伤：HIV 感染者的创伤有与普通人群发生相同的创伤，也有相关性活动导致的创伤。因为肛交性行为在男女性关系和同性恋关系中都存在，医生需要了解这种行为，并且有必要仔细询问病史。我们接诊的直肠异物导致结直肠损伤的患者中 HIV 阳性患者占大部分。对于没有造成肠穿孔的直肠异物可以在麻醉下经肛门或肠镜下取出异物，如无法取出则需剖腹手术取出。而对于已经导致结直肠穿孔的，则需要剖腹取出异物，并进行结肠造瘘，半年以后再还纳肠管。

10）尿路结石：5%~25% 的 HIV 感染者患有尿石症，其组分是由于基础代谢异常所致的草酸钙、尿酸 、尿酸铵等。泌尿系平片、超声、CT、放射性核素扫描和肾图等检查可以帮助诊断结石。治疗包括：镇痛、增加液体摄入使尿液达到每天 2 000 毫升或者更多、酸化尿液、高位梗阻应采用支架植入或肾造瘘，出现持续发热和顽固性疼痛的患者可植入双 J 管，后期行输尿管镜下激光碎石或经皮肾镜碎石。

11）勃起功能障碍及不孕：勃起功能障碍（erectile dysfunction，ED）常由心理性、器质性及神经源性因素引起。HIV 感染者和

AIDS 患者常患有疲劳和抑郁症，都可导致性功能减退和 ED 的发生，另外抗抑郁药物也会使患者的性欲减退；睾丸萎缩在 AIDS 患者中是常见的，可能与慢性疾病、长期发热、营养不良、恶病质及 HIV 本身的细胞毒作用有关，也可导致不孕、ED 和性功能减退。神经源性因素包括病毒性脊髓炎或脊髓病，恶性肿瘤侵袭和艾滋病痴呆。西地那非等磷酸二酯酶 -5 抑制剂可让患者恢复性活力、改善抑郁症状；应用睾酮治疗既可以防止恶病质还可以减少 ED 的发生。但是在对 ED 的治疗中研究者发现，HIV 感染者接受了积极有效的治疗之后，发生危险性行为的频率增加，从而增加了 HIV 的传播。因此，一方面要改善此类患者的生活质量，另一方面对阻止 HIV 的传播进行详细的咨询是不可或缺的。

不孕与睾丸萎缩导致的精子发生减少、成熟停止、精液参数异常有关。如果一对夫妇其中一人感染 HIV，他们有生育需求时，他们之间 HIV 的传播应该考虑到，HIV 感染子代的风险也应引起注意。如果男性为 HIV 感染者，精子洗涤和人工辅助生殖技术是最安全的方法。

12）局部脂肪聚积：中心性脂肪聚积是 HIV 相关性脂肪代谢障碍的主要表现之一，与长期 HIV 感染和使用蛋白酶抑制剂有关。脂肪聚积主要分布于腹腔内脏、颈背部、乳房及耻骨等部位。局部脂肪聚积可能导致患者活动受限，颈背部的脂肪聚积还可能导致睡眠困难和睡眠呼吸暂停，严重影响患者生活质量。对于脂肪聚积症的治疗，主要有替换 cART 药物以及外科治疗。外科治疗能快速、有效去除局部聚积脂肪，对于患者恢复外形、改善生活质量具有重要意义。手术方式有吸脂、切除堆积的脂肪和冗余的皮肤，以及两者的结合治疗。

13）男性乳房发育：男性乳腺发育被认为是雌激素和雄激素之间不平衡的结果。有研究显示，在 cART 疗法中，男性乳腺发育与使用依非韦伦、司他夫定和去羟肌苷有关。治疗 cART 中的男性乳腺发育首先应更换抗病毒药物，替换掉可能导致乳腺发育的药物。对于乳腺发育不明显的患者在替换药物后乳腺发育不再进展，或有所好转。而对于乳腺女性化明显的患者不能恢复正常，需要手术治疗。手术通过小切口或腔镜微创的方法切除发育的腺体，使形体恢复正常。

总之，手术是一种帮助部分 HIV 感染者和 AIDS 患者解决相关并发症的治疗方式。任何需要手术的并发症都需要进行术前评估，评估手术对于患者的获益与风险比，明确患者能否从手术中获益。HIV 感染者术前评估需要了解患者各脏器功能、麻醉风险、营养状况、免疫状况、机会性感染情况等，以及抗病毒效果的评估。对于已经抗病毒治疗且免疫状态良好（CD4 细胞计数 >400 个 /μL）的 HIV 感染者，可以与非 HIV 感染者进行同样的手术。而对于没有抗病毒治疗的 AIDS 患者，免疫状况差、营养不良、合并机会性感染，一般需要先进行抗病毒治疗，治疗机会性感染，改善营养状况，增加手术耐受力，再择期安排手术。对于一般状况差的患者必需通过急诊手术才能挽救生命时（比如肠穿孔合并急性弥漫性腹膜炎），可以缩小手术规模，采取微创引流等方式开展治疗，尽量减少手术创伤，但患者和家属要充分了解手术的风险及后果。

（3）其他并发症

1）糖尿病：在全球范围内，HIV 感染与胰岛素抵抗和代谢综合征有关，HIV 感染增加了糖尿病和心血管疾病的患病风险，并发与葡萄糖和脂肪代谢改变有关的疾病包括糖尿病和心血管疾病在内的 HIV 感染者在持续增加。在新的抗病毒治疗方案对 HIV 感染者胰岛素抵抗（insulin resistance，IR）的纵向研究中发现，21% 参与者中发生了胰岛素抵抗，与较早的抗病毒治疗方案导致 IR 的 35%~63% 的患病率相比较有所下降。IR 的发生与糖尿病和肥胖症的患病率增加有关。糖尿病在 HIV 感染者中的患病率估计高达 14%，因此在 HIV 感染者中糖尿病的监测和管理很重要，定期监测空腹血糖水平，如果发现血糖水平升高，就要进行饮食干预、戒烟、戒酒，改善生活方式，更换引起糖代谢异常的抗病毒药物，必要时降糖降脂治疗等，在内分泌科门诊就诊和随诊。

2）高脂血症：随着高效抗病毒治疗的推广，艾滋病相关疾病的发病率和病死率在下降，随着 AIDS 患者预后的改善，慢性疾病的管理越来越突出，治疗相关的不良反应以及 HIV 相关的脂肪代谢综合征表现为高脂血症、脂肪代谢障碍综合征以及脂肪分布的异常包括脂肪萎缩或脂肪堆积等，HIV 感染者比非HIV 感染者患高脂血症的风险高 2~4 倍，因此在 HIV 感染者中血脂的监测和管理很重要，定期监测血脂水平，包括甘油三酯、总胆固醇、低密度脂蛋白胆固醇和高密度脂蛋白胆固醇等，如果发现这些血脂成分水平升高，就需要进行饮食干预，改善生活方式，更换引起血脂代谢异常的抗病毒药物，必要时降脂治疗等，同时监测心脑血管疾病发生的风险,需要在心血管疾病门诊就诊和随诊。

3) 肾脏疾病:HIV 感染者的肾脏疾病以多种方式表现出来,包括急性肾损伤、与 HIV 相关的肾脏疾病、并发的慢性肾脏病和与治疗相关的肾脏毒性导致的肾损害。因此,在 HIV 感染的个同阶段,肾脏疾病都是需要监测和管理的疾病。在抗病毒治疗过程中或在治疗机会性感染过程中,因药物不良反应导致的肾脏损害都是需要面对的问题,要及时监测、及时发现问题,寻找原因,必要时可请肾脏内科医师参与患者管理。

(郜桂菊　孙挥宇　王宇　蒋力　李勤涛　纪世琪

李曙光　李培亮)

第四章

感染后的生活方式

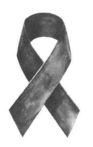

一、抗病毒治疗过程中自我监测与管理

1. 抗病毒治疗的依从性与有效性之间的关系

通过抗病毒治疗,患者可以获得并维持病毒抑制,降低 HIV 相关疾病的发病率及病死率,预防病毒的进一步传播。而抗病毒治疗的依从性对于抗病毒治疗的成功具有举足轻重的意义。研究显示,高度的依从性和良好的病毒学结果与抗病毒治疗的有效性密切相关。如果不能按时、按量服用抗病毒药物,体内的血药浓度降低时,HIV 就会大量复制,发生耐药的风险就会增加。为确保抗病毒治疗的成功,至少应保证 95% 以上的治疗依从性,见表 4-1。抗病毒治疗遵循的是不间断原则,患者不能擅自停止服用抗病毒药物,无论是药物调整或治疗停止都必须在专业医师的指导下完成。

表 4-1　依从性对抗病毒治疗有效性的影响

依从率	治疗 6 个月后病毒载量 <400 拷贝 / mL 的患者比例
95%	81%
90%~<95%	64%
80%~<90%	50%

续表

依从率	治疗 6 个月后病毒载量 <400 拷贝 / mL 的患者比例
70%~<80%	25%
<70%	6%

2. 如何提高抗病毒治疗的依从性

一些加强依从性的策略可以帮助提高抗病毒治疗的依从性：①尽量减少服用药物的数量，并保持简单的服药方法；②尽量减少服用药物的次数（每天不超过 2 次，1 次更佳）；③将抗病毒治疗融入日常起居，比如选择 1 天中最容易记住的服药时间，设置闹钟提醒，或将服药时间与其他日常活动挂钩，以有助于服药成为日常习惯；④将药物放在便于携带又可标记日期的小盒子内或包装在一个药板内；⑤寻找知道患者感染状况和服药方法的家庭成员或朋友，帮助督促其治疗及提醒服药；⑥制订一个明确的每日服药计划；⑦鼓励患者与其他人分享自己保持良好依从性的经验。

3. 抗病毒治疗过程中需要评估、检测哪些内容

在抗病毒治疗过程中要定期进行临床评估和实验室检测，以评价治疗的效果，及时发现抗病毒药物的不良反应，明确是否出现病毒耐药等问题，必要时调整抗病毒治疗方案，以确保抗病毒治疗的成功。

4. 抗病毒治疗效果的评估包括哪些方面

抗病毒治疗有效性评估主要通过病毒学指标、免疫学指标和临床症状三方面进行,其中病毒学指标最为重要。

5. 如何评估病毒学指标及判定病毒学治疗失败

大多数患者抗病毒治疗后血浆病毒载量 4 周内应下降 1 个 log 以上,也就是下降 90% 以上,在治疗 3~6 个月后病毒载量应达到检测不到的水平。病毒学失败,在不同指南中定义有所不同。

中国艾滋病诊疗指南(2018 版):在持续抗病毒治疗的患者中,开始治疗(启动或调整)48 周后血浆病毒载量仍持续 >200 拷贝 /mL;或在达到病毒学完全抑制后又出现病毒学反弹,病毒载量再次≥200 拷贝 /mL 的情况。

国家免费艾滋病抗病毒药物治疗手册(第 4 版):接受抗病毒治疗 24 周后,连续两次血浆 HIV 载量 >400 拷贝 /mL。

欧洲艾滋病临床协会指南(第 10 版):初始抗病毒治疗的患者在治疗 24 周后血浆 HIV 载量 >200 拷贝 /mL;或在达到病毒学完全抑制后出现病毒学反弹,血浆 HIV 载量再次 >50 拷贝 /mL。

6. 出现病毒学失败如何处理

出现病毒学失败时应首先评估患者的治疗依从性、耐受性、药物 - 药物或药物 - 食物相互作用,尤其依从性是治疗成败的决定因素。对病毒学治疗失败的患者进行 HIV 耐药检测,应根据耐药结果尽快调整新的治疗方案；如果没有发现耐药突变，应重新检查依从性，并进行治疗药物监测。新方案治疗的目标为 6 个月内 HIV 病毒载量 <50 拷贝 /mL。

7. 抗病毒治疗过程中病毒载量的检测频率

如条件允许，建议未治疗的无症状 HIV 感染者每年检测 1 次；在进行 HAART 初始治疗或调整治疗方案前，应先检测；初始治疗或调整治疗方案初期，每 4~8 周检测 1 次；病毒载量低于检测下限后，每 3~4 个月检测 1 次；对于依从性好，病毒持续抑制达 2~3 年以上，临床和免疫学状态平稳的患者，可每 6 个月检测 1 次；若出现 HIV 相关临床症状以及使用糖皮质激素或抗肿瘤化疗药物等情况下，建议每 3 个月检测 1 次，以便尽早发现病毒学失败。

8. 如何评估免疫学指标及判定免疫学治疗失败

通常在治疗后 1 年，CD4 细胞计数与治疗前相比增加 30% 或升高 100 个 /μL 以上，提示抗病毒治疗有效，但不同的个体对治疗的反应差异可能很大。无论病毒载量是否被完全抑制，患者在接受抗病毒治疗后，CD4 细胞计数降到治疗前的基线水平或以下，或持续低于 100 个 /μL，应考虑发生了免疫学失败。

9. 免疫学失败发生后如何处理

免疫学治疗失败发生后首先应进行 HIV 病毒载量检测，明确是否发生病毒学失败。有 15%~20% 的患者，由于他们治疗前 CD4 细胞计数水平较低（<200 个 /μL），即便是在病毒载量被完全抑制的情况下，其 CD4 细胞计数仍维持在较低水平。持续低 CD4 细胞计数水平增加了 HIV 感染者并发罹患其他疾病以及死亡的风险，患者更需要密切随诊，监测病情变化。

10. 抗病毒治疗过程中 CD4 细胞的检测频率

需根据患者的具体情况由临床医师决定。一般建议对于 CD4 细胞计数 >350 个 /μL 的 HIV 无症状感染者，每 6 个月应检测 1 次；对于已接受抗病毒治疗的患者，在治疗的第 1 年，每 3 个月检测 1 次；对于治疗 1 年以上且病情稳定的患者，可改为每 6 个月检测 1 次；对于抗病毒治疗后患者体内病毒被充分抑制、CD4 细胞计数在 300~500 个 /μL，且长期处于稳定水平的患者，建议每 12 个月检测 1 次；对于 CD4 细胞计数 >500 个 /μL 的患者可选择性进行 CD4 细胞检测；对于发生病毒学突破、出现艾滋病相关临床症状，以及使用糖皮质激素或抗肿瘤化疗药物等情况的患者，则需再次进行定期 CD4 细胞检测。

11. 如何评估临床疗效及判定临床治疗失败

反映晚期患者抗病毒治疗效果的、最敏感的临床指标是体重的增加。对于儿童患者，则应观察身高、营养及发育等改善情况。机会性感染的发病率和艾滋病的病死率明显降低，但要与在开始抗病毒治疗最初的 3 个月出现的机会性感染应和免疫重建炎性反应综合征相鉴别；在有效进行抗病毒治疗 6 个月以后，之前的机会性感染重新出现，或者出现预示临床疾病进展的新的机会性感染/恶性肿瘤,或者出现新发或复发的 WHO 临床分期Ⅳ期疾病,考虑发生了临床失败。

12. 抗病毒治疗过程中的安全性评估包括哪些方面

在抗病毒治疗过程中,患者需要定期到所在地区的抗病毒治疗门诊进行随访,随访内容包括临床评估和实验室检查。在开始接受抗病毒治疗后的第 1 个月内,每 2 周复诊 1 次,以评估药物不良反应;如果患者能够耐受治疗,在开始治疗后的第 2 个月和第 3 个月,分别复诊 1 次;在治疗 3 个月后,每 3 个月复诊 1 次。如果抗病毒治疗过程中出现较严重不良反应,应增加随访频率,及时发现可能的并发症,以保证治疗的安全性。

13. 血常规检测的意义

由于部分抗病毒药物、抗生素等药物存在骨髓抑制不良反应、机会性感染,甚至 HIV 本身可能导致感染者出现血细胞生成减少和破坏增加,发生白细胞减少、贫血、血小板减少等疾病,HIV 感染者在接受抗病毒治疗过程中监测血常规,对于保障治疗的安全性及监测病情变化十分重要。

14. 肝功能、肾功能、血糖、血脂、淀粉酶检测的意义

不同的抗病毒药物需要监测不同的不良反应发生,包括肝毒性、肾毒性、发生代谢综合征和胰腺炎等,抗结核药物也和其

他一些抗生素同样存在肝、肾损害的不良反应,HIV 并发乙型肝炎病毒(hepatitis B virus,HBV)或丙型肝炎病毒(hepatitis C virus,HCV)感染监测肝功能尤为必要。抗病毒治疗过程中监测肝功能、肾功能、血糖、血脂、淀粉酶以保障治疗安全顺利进行。

15. 乙型肝炎、丙型肝炎检测的意义

HIV 和 HBV、HCV 的传播途径完全相同。HIV 抗病毒药物中部分核苷类逆转录酶抑制剂对于 HBV 同样具有抑制作用,如果 HIV 合并 HBV 感染,应同时治疗两种病毒,HAART 方案中应包括两种抗 HBV 活性的药物,以避免 HBV 耐药发生;HIV 合并 HCV 感染,HAART 方案宜选择肝脏毒性较小的药物,并避免与直接抗病毒药物(direct-acting antiviral agents,DAAs)抗 HCV 治疗药物间的相互作用。需要注意的是 HIV/HBV/HCV 三重感染患者,在 DAAs 药物治疗过程中有诱发 HBV 活动进而导致肝衰竭的报道,故三重感染患者必须在包含抗 HBV 活性的 HAART 稳定后再开始丙型肝炎的 DAAs 治疗。所以,在抗病毒治疗前及治疗过程中检测乙肝、丙肝感染及治疗状况非常重要。

16. 胸部 X 线或 CT 检查的意义

肺部感染是 AIDS 患者最常发生的疾病,由于患者免疫功能低下,感染早期可能无明显呼吸系统症状表现,而感染性疾病的预后与早期诊断和治疗密切相关,胸部 X 线或 CT 检查是肺部感染临床诊断最常用的方法,无论在抗病毒治疗前排查潜在感染,还是抗感染治疗后的效果评价,以及 HAART 过程中定期

检查,胸部 X 线或 CT 检查都不可或缺。

17. 骨密度检测的意义

核苷类反转录酶抑制剂存在降低骨密度、发生骨质疏松甚至骨折的不良反应,TDF 较 AZT、ABC 更明显。存在酗酒、高血压、甾体类激素、外伤、慢性胰腺炎的 HIV 感染者更容易发生。在抗病毒治疗过程中,尤其对于含有 TDF 方案治疗的 HIV 感染者,监测骨密度非常必要。

18. 性传播疾病检查的意义

艾滋病、乙肝、淋病、梅毒、尖锐湿疣、生殖器疱疹等均属于性传播疾病。HIV 感染造成的免疫缺陷,可导致相关性传播疾病的发生、发展,并呈现特殊的临床表现;而性传播疾病引起的生殖器溃疡等病变,又可以促进 HIV 感染与传播。二者相互促进,且常伴随发生。性传播疾病检查对于及时发现、尽早治疗的意义十分重要。

19. 病毒耐药检测的意义

病毒耐药是导致抗病毒治疗失败的主要原因之一,病毒耐药检测可及时明确是否出现病毒耐药,并进一步指导抗病毒治疗方案的调整。

20. 哪些人群建议进行病毒耐药检测

对急性期 HIV 感染者,建议进行耐药检测;启动抗病毒治疗前,建议进行 HIV 基线耐药检测;对于已经开始抗病毒治疗的妇女,如果发现妊娠,此时血浆中可检测到病毒载量,建议进行耐药检测;抗病毒治疗后病毒载量下降不理想或抗病毒治疗失败需要调整抗病毒治疗方案时,建议进行 HIV 耐药检测。

21. 进行 HIV 耐药检测应注意哪些方面

进行 HIV 耐药检测应在病毒载量 >400 拷贝 /mL,且未停用抗病毒药物时进行,如已停药,需在停药后 4 周内进行,以保证耐药结果的准确性。

参考文献

[1] 中华医学会感染病学分会艾滋病丙肝学组,中国疾病预防控制中心. 中国艾滋病诊疗指南(2018 版)[J]. 中国艾滋病性病,2018,24(12): 1266-1282.

[2] 中国疾病预防控制中心性病艾滋病预防控制中心 . 国家免费艾滋病抗病毒药物治疗手册 [M].4 版 . 北京:人民卫生出版社,2016:68-72.

[3] Guidelines for the Use of Antiretroviral Agents in Adults and Adolescents with HIV [Z]. U.S. Department of Health and Human Services, 2019.

[4] WHO. Update of recommendations on first- and second-line antiretroviral regimens [EB/OL]. https://www.who.int/publications-detail/update-of-recommendations-on-first-and-second-line-antiretroviral-regimens. 2021-04-19.

[5] EACS. European AIDS Clinical Society Guidelines Version 10.1 October 2020 [EB/OL]. http://www.eacsociety.org. 2021-04-19.

二、营养与运动

（一）营养

1. 吃得越多越好吗

不是吃得越多越好,要根据机体的需求,合理的进行营养搭配。

对于 HIV 感染者而言,由于机体免疫功能受损,易导致营养不良的发生。良好的营养支持能有效延缓 HIV 感染者/AIDS 患者的疾病进程、提高免疫力,并可降低各类艾滋病相关或非相关疾病的患病率。艾滋病是消耗类疾病,HIV 感染者/AIDS 患者比健康人的静息能量消耗要增加 10%,特殊的代谢特点易导致蛋白质 - 能量营养不良,并贯穿于 HIV 感染的整个过程。

尽管如此,也并不可盲目地多吃。食物的摄入要与机体的能量消耗相平衡。长期食物摄入小于消耗的能量,会使人消瘦;大于消耗的能量,则会引起肥胖。艾滋病虽说会由于机体免疫功能受损而导致营养不良的发生,但是目前人群普遍存在超重的风险,而超重又会成为很多慢性病,如高血压、糖尿病等的风险因素。

2. 如何进行营养搭配

机体营养状况与免疫功能关系密切且相互影响。根据《中国居民膳食指南(2016)》推荐,对于健康人群,为达到营养均衡,要保证食物的多样性。以谷类为主;多吃蔬菜、奶制品和大豆,蔬菜水果是平衡膳食的重要组成部分,奶类富含钙,而大豆则富含优质植物蛋白;适量吃鱼、禽、蛋、瘦肉等富含优质动物蛋白、脂类、脂溶性维生素、B族维生素和矿物质等的动物性食物,优先选择鱼和禽类,少吃肥肉、经过烟熏和腌制的肉制品。

在此基础上,HIV感染者/AIDS患者均衡饮食的主要原则是提高优质蛋白占总能量的比例,减少摄入动物脂肪、人造奶油等食物的摄入,以低脂奶制品替代全脂奶制品,增加蔬菜水果的摄入,补充维生素及矿物质,这样有助于HIV感染者/AIDS患者降低肥胖、高血压、高血脂等慢性病和贫血的患病风险,并提高机体免疫力。

3. 刚开始服药时饮食上要注意什么

总的来说没有饮食禁忌。但是由于部分抗病毒药物可能会引发皮疹、腹泻等不良反应。因此,在服药初期建议饮食清淡,避免或少量食用本身就容易引发皮疹和腹泻的食物,如辛辣、刺激性食品及海鲜等。

4. 如何饮食来增强免疫功能

2019年,由中国营养学会"艾滋病病人营养指导"工作组发表了《艾滋病病人营养指导专家共识》(简称专家共识)。专家共识中指出能量营养素会改善 HIV 感染者的营养状况,并且可能提高 HIV 感染者的外周血 CD4 细胞计数。

HIV 感染者/AIDS 患者通过补充蛋白质,尤其是补充乳清蛋白(如牛奶),有升高 CD4 细胞的计数等免疫水平有关指标和提高细胞功能的趋势。

补充多种矿物质能够增强人体免疫系统功能。如补充硒,可以延缓艾滋病病程进展,改善 CD4 细胞计数;适量补充锌,有助于减少 HIV 感染者的机会性感染,提高免疫治疗成功率,降低腹泻率。含硒高的食物如动物内脏、瘦肉、毛豆、木耳、胡萝卜、小黄瓜、蜂蜜、蘑菇、桑葚、梨和杞果等;而锌普遍存在于各种食物中,如贝壳类海产品、红色肉类、蛋黄、豆类、巴西坚果、燕麦、花生、全麦等。

益生菌可以调节肠道微生物,提高人体免疫屏障功能。同时可以升高体内 CD4 细胞水平,有助于改善腹泻症状,增加体重,降低女性细菌性阴道炎感染率。益生菌的来源包括奶酪、酪乳、豆豉、酸奶等食物。

5. 需要吃保健品吗

保健品的使用要根据身体需求、生活习惯、经济能力,并应遵从医嘱而定。任何盲目地服用各类保健品,进行所谓的"保养、提高免疫力"等做法,都是不对的。保健品中一些物质的过量摄入,可能反而会加大身体代谢的负担,甚至会降低抗病毒药物的浓度,因此一定要按需服用。《美国 HIV 治疗指南》中指出,即使是非处方药物也要谨慎使用。

6. 饮水方面需要注意哪些问题

成年人每天饮水量应在 1.5~1.7L。对于服用一些抗病毒药物(如阿扎那韦)的 HIV 感染者而言,应该注意多喝水,以促进代谢帮助身体排泄药物,减少或避免不良反应。当出现恶心、胃痛、腹泻、疲乏等症状时,更要保证水分的摄入,如出现严重腹泻,需要遵医嘱口服补液盐。在服用药物时,应尽量用清水服用,不建议使用茶水、饮料等液体服用,也不建议干吞。

7. 出现药物不良反应,如恶心、腹泻等症状 应如何饮食

当出现恶心时,建议补充充足的水分,但要采取少量多次,一次只摄入少量食物或液体,同时应避免高脂肪(如坚果、肥肉)、辛辣或者过甜的食物以及奶制品的摄入。清汤、淡茶、未经深加工的米可能有益处。

当出现腹泻症状时,应选择食用易消化的食物,如小米粥、大米粥、鱼肉、稀面、南瓜、豆腐、香蕉等,并且每次摄入少量食物,避免高脂肪食物,同时避免高纤维食物(如富含粗纤维的蔬菜和水果),避免摄入奶制品。

当出现腹部绞痛时,应避免暴饮暴食;出现头痛和疲乏症状时,要保证液体和食物的摄入,高能量饮食,避免咖啡因、酒精及其他刺激物。如果是不明原因腹痛发生,应禁止摄入任何饮食,及时到医院就医,判断腹痛原因寻求进一步诊疗。

8. 血脂异常应如何饮食

血脂异常饮食的主要原则是限制总能量的摄入,增加有氧运动,控制体重,重要的是限制脂肪和胆固醇的摄入,增加膳食纤维的摄入,增加有氧运动,尤其是餐后的运动。

营养素摄入建议,见表4-2。

表4-2 营养素摄入建议

营养素	能量占比	
蛋白质	15% 左右	植物蛋白和动物蛋白各占一半,植物蛋白以豆类及其制品为主,动物蛋白要以富含多不饱和脂肪酸的鱼类等为主
脂肪	20%~30%	以植物油为主。饱和脂肪酸(如动物脂肪、人造奶油)占总能量小于7%,胆固醇(如动物肝脏、蛋黄等)摄入量低于200mg/d,可能有助于降低HIV感染者的血浆甘油三酯水平;补充 Ω-3 脂肪酸(沙丁鱼、金枪鱼、鲟鱼等鱼类及亚麻籽油、菜籽油、橄榄油、大豆油等植物油),可降低HIV感染者/AIDS患者的血浆甘油三酯和总胆固醇水平
碳水化合物	55%~65%	甘油三酯水平升高的患者,应该严格控制糖类摄入

增加膳食纤维(多存在于蔬菜、水果、谷类、豆类等中)的摄入量,可能对于HIV感染者的脂肪代谢障碍有保护作用。因此,提倡每天保证食用新鲜蔬菜500g以上、新鲜水果200g,并应食用粗粮如玉米、红薯和芋头等。

此外,还要尤其注意食盐摄入过多对身体的危害,成人每日食盐用量不应超过 6g。

饮食调理是血脂异常治疗的重要手段之一,请一定遵医嘱执行。

9. 骨密度下降应如何饮食

维生素 D 在调节骨吸收和促进骨形成中扮演着重要的作用。HIV 感染者 /AIDS 患者普遍存在维生素 D 缺乏的情况,且如替诺福韦等抗病毒药物也会引起 HIV 感染者 /AIDS 患者维生素 D 的缺乏而造成骨密度下降。因此,补充维生素 D 有助于维持 HIV 感染者 /AIDS 患者的骨密度,有利于保持骨骼健康。临床上通常会检测患者的 25 羟基 -D 的水平,以了解患者维生素 D 的营养状态。维生素 D 的来源包括日光照射和食物两方面。经常晒太阳是人体获得充足有效的维生素 D 的最好方式。维生素 D 的食物来源是海水鱼(如沙丁鱼、金枪鱼、三文鱼)、干酪、蛋黄、肝脏及鱼肝油制剂等。此外,当维生素 D 严重缺乏时,要遵医嘱进行药物治疗。

其次,应多食用含钙丰富的食物,如乳制品、海产品等,尽量避免食用含草酸(如菠菜、香菜、空心菜等)、植酸(如豆类、谷类)、鞣酸(如石榴、山楂、柿子等)较多的食物。同时,大剂量的钙制剂会对身体造成伤害,因此应遵医嘱按需补钙并进行监测。

此外,维生素 C 也有助于加强骨质量和预防骨质疏松,具体方法可见下一部分。

10. 维生素 A 缺乏应如何饮食

HIV 感染者/AIDS 患者维生素 A 不足及缺乏是普遍存在的。HIV 感染的儿童补充维生素 A 是安全、有效的,可能会降低儿童的死亡及腹泻等疾病的发生风险。HIV 感染的孕妇补充维生素 A 能够增加婴儿的出生体重,可能与产后婴儿的贫血发生风险降低有关;HIV 感染者/AIDS 患者补充维生素 A 可能与结核发生风险降低有关。

可有助于机体补充维生素 A 的食物包括:动物性食物如动物肝脏、鱼肝油、鱼卵、奶油、蛋黄等;深绿色或红黄色的蔬菜和水果如胡萝卜、玉米、红薯、西红柿、梨、苹果、杧果、杏、大白菜、青椒、菠菜、卷心菜、西葫芦及荠菜等。

11. 维生素 C 缺乏应如何饮食

维生素 C 在体内发挥多种功能。维生素 C 广泛存在于新鲜的蔬菜和水果中,一般叶菜类含量比根茎类多,酸味水果比无酸味水果多,如山楂、猕猴桃、冬枣、番茄、油菜、小白菜、橘子等。

(二)运动

1. 患病后建议运动吗

患病后建议感染者进行规律的运动。运动对免疫系统正常功能的影响是深远的。虽然单次运动的免疫反应是短暂的,但这些影响很可能随着时间的推移而累积,形成对慢性运动训练的免疫适应。此外,一些药物可能导致体重增加、血脂异常,通过运动可以对体重进行控制,并维持血脂正常,降低高血压等慢性病的患病风险。

2. 运动有什么好处

抗病毒治疗会破坏代谢过程,形成代谢综合征样的病症,而这些代谢紊乱会增加患慢性病的风险,但有研究数据表明,运动是一种强有力的行为干预措施,保持积极的生活方式可能会抵消对代谢影响。规律运动的益处包括:增加肌肉质量和力量,减少脂肪质量和腰围,可能改善循环脂质(甘油三酯、总胆固醇、低密度脂蛋白),更重要的是能够减少自我报告的抑郁和焦虑,增强心理健康,提高生活质量,这对于 HIV 感染者 /AIDS 患者来说是至关重要的。

3. 可以进行高强度的运动吗

对于运动强度,普遍认为常规的中等强度的运动可以降低患慢性病的风险,长时间的高强度的运动则可能会降低免疫力。尤其对于尿酸高的感染者来说,应进行适当的有氧运动,一定不可以做剧烈的运动。

4. 应该进行什么类型的运动

在常规运动训练中,应将有氧训练和阻力训练这两种训练结合在一起,有氧运动和抗阻运动都有多种生理益处,但对于

HIV 感染者/AIDS 患者,应以有氧运动为主。高强度的无氧运动会使人体产生大量的乳酸,加重机体代谢负担,因此建议以有氧运动为主,搭配少量低强度的抗阻训练为宜。

5. 运动多久比较合适

美国运动医学院为 HIV 感染者/AIDS 患者提供了一个中等强度的有氧和抵抗力训练方案,包括每周进行累积 150 分钟的中等强度体力活动(如每次持续 10 分钟左右的慢跑、爬山、骑车、滑冰、快走等),以及 2 天的全身抵抗力训练。

6. 如何养成运动习惯

有研究表明,仅仅通过增加每天的步数来增加活动量,就能对腰围和日常生活活动产生重大影响。因此,首先开始增加每天的步数,是养成积极习惯的好方法,而不是马上开始实施每周 150 分钟中等强度的锻炼计划。显然,对于每个想活得更久、更健康的人来说,这将是最终的长期目标,但对于那些目前处于长期久坐不动的人来说,从更现实的角度出发,从每天让自己多走几步开始是个可行的方法。

7. 还可以服用蛋白粉增肌吗

不建议再服用蛋白粉。蛋白粉富含蛋白质,当人体摄入过量的蛋白质时,会增加肝、肾压力造成肝肾功能受损,表现为肌酐、尿酸等升高,使泌尿系统结石和痛风的发生风险增加等。而抗病毒治疗药物经肝肾代谢,本身就会加重肝脏和肾脏的功能负担,因此不建议再服用蛋白粉进行增肌,而是根据身体的需求补充蛋白质。

8. 进行运动时有什么需要注意的问题

强烈建议任何 HIV 感染者 /AIDS 患者在开始运动计划之前,都要咨询医生了解自身的情况。对运动训练的反应和适应会因当前的健康水平、疾病状况以及抗病毒治疗进行而有所不同。

运动时要适可而止,不可逞强,视自身情况而进行相应的体育活动,避免受伤。尤其是在因服用抗病毒药物而出现骨密度降低时,应更加控制运动强度。此外要注意在服用依非韦伦等易出现头晕等反应的药物后应尽量不进行活动,避免因头晕而摔倒受伤。

参考文献

［1］张爱珍 . 临床营养学［M］. 北京:人民卫生出版社,2000.

［2］赛泽 . 营养学——概念与争论［M］. 北京:清华大学出版社, 2004.

［3］中国营养学会 . 中国居民膳食指南 2016［M］. 北京:人民卫生出版社,2016.

［4］帕特里克·霍尔福德 . 营养圣经［M］. 北京:北京联合出版公司, 2018.

三、吸烟与饮酒

（一）吸烟

1. 确诊后还可以吸烟吗

　　吸烟对于 HIV 感染者 /AIDS 患者而言，百害而无一利。对于坚持抗病毒治疗的人来说，吸烟对健康的威胁比 HIV 本身要大得多。

　　抗病毒治疗极大地提高了 HIV 感染者 /AIDS 患者的预期寿命，病毒被抑制的 HIV 感染者的预期寿命接近未感染 HIV 的人，而吸烟被认为是造成预期寿命差异的关键因素。在 HIV 感染者 /AIDS 患者中，约 70% 的心肌梗死可归因于吸烟，约 27% 的癌症可归因于吸烟。在不吸烟的情况下，与病毒感染无关的癌症的风险不会增加。肺癌是接受抗病毒治疗的 HIV 感染者 /AIDS 患者中癌症死亡的主要原因，也是该人群总体死亡的主要原因之一。吸烟和 HIV 共同作用可能加速肺癌的发展。HIV 通过可能涉及慢性炎症、免疫调节和其他感染的机制而增加肺癌的风险。此外，吸烟的 HIV 感染者 /AIDS 患者比不吸烟的 HIV 感染者 /AIDS 患者患细菌性肺炎和慢性阻塞性肺病的风险更高。重要的是,与现在仍吸烟者相比,戒烟者的死亡风险降低了 40%。

2. 哪些人应更注意吸烟问题

对于女性 HIV 感染者 /AIDS 患者而言,怀孕期间吸烟是不良妊娠结局的一个危险因素,包括可能出现低出生体重、死产、新生儿 HIV 感染发病率高和死亡率高的情况。经研究发现,怀孕期间吸烟的妇女流产的风险是不吸烟妇女流产风险的 1.32 倍,与吸烟增加相关的风险增加。因此,应大力鼓励计划怀孕的 HIV 阳性妇女戒烟。

建议任何的 HIV 感染者 /AIDS 患者都应远离烟草,降低患非艾滋病相关疾病的风险,保证抗病毒治疗的高效,提升生活质量,最大限度达到预期寿命。

(二) 饮酒

1. 确诊后还可以喝酒吗

对于 HIV 感染者 /AIDS 患者而言,建议不再饮酒。

饮用酒的主要成分是乙醇,过量饮用可引起肝损害,也是痛风、癌症和心血管疾病等发生的重要危险因素。研究表明,只要摄入酒精,无论剂量多少,都会对人体造成伤害。

长期大量的饮酒容易导致营养状况低下。一方面,大量饮酒会使营养素及矿物质和维生素的摄入含量减少;另一方面,大量饮酒可造成上消化道或黏膜的损伤及肝功能损害,从而影响几乎所有营养物质的消化、吸收和转运,加之酒精性中毒可能引起胰腺炎,造成胰腺分泌不足,进而影响蛋白质、脂肪和脂溶性维生素的吸收和利用,严重时还可导致酒精性营养不良。对于HIV 感染者 /AIDS 患者,保证充足的营养摄入具有重要意义,因此应严格限制酒精的摄入。

　　抗病毒药物均经肝脏进行代谢,本身就会对肝脏造成很大的负担,肝功能也是在常规体检中治疗所关注的重点指标。而酒精会对肝脏功能造成损坏,这会让本就高负荷工作的肝脏雪上加霜。同时,过量的酒精会通过生物学机制干扰药物对病毒的抑制作用,影响药物疗效。此外,饮酒后意外事故的发生概率升高,磕磕碰碰容易造成外伤。因此,为了身体健康和人身安全应远离酒精!

2. 为什么服药前后不可以饮酒

　　首先,过量的饮酒会导致恶心、呕吐,在服药前后饮酒容易将药片吐出,而损失药片影响抗病毒治疗计划。其次,过量的饮酒会使人断片,即出现意识丧失、记忆混乱。此时,容易发生因忘记服药、错过服药时间出现漏服药物的情况;因忘记已经服药而出现多服的情况。而无论漏服、多服对于维持体内药物浓度水平、发挥药品病毒抑制作用都有不利的影响。

四、良好的睡眠

1. 得了艾滋病会影响睡眠吗

睡眠障碍是 HIV 感染者 /AIDS 患者最常见的症状之一。睡眠障碍主要由以下几方面引起：①艾滋病相关的躯体症状，如疼痛、发热、疲乏等；②药物的不良反应，如依非韦伦可引起失眠症；③心理问题，如抑郁、焦虑等；④脑部或神经系统感染；⑤机会性感染或肿瘤；⑥社会或环境因素，如社会歧视、嘈杂的病房环境。

HIV 感染者 /AIDS 患者的睡眠质量差，应引起患者朋友们的重视。患者朋友们应采取积极、有效的措施，加强与心理医生、艾滋病专业医生及和有战胜疾病经验的同伴的沟通，了解艾滋病相关的健康知识，有效地改善睡眠，促进睡眠质量的提高。

2. 睡眠问题的主要表现是什么

HIV 感染者 /AIDS 患者存在的睡眠问题主要包括：主诉入睡困难、难以维持睡眠或睡眠质量差。通常每周至少发生 3 次，并持续 1 个月以上；有的患者日夜专注失眠，过分担心失眠的后果而引发苦恼或直接影响其社会及职业能力。

3. 哪些人更容易出现睡眠障碍

（1）中青年更易引起睡眠障碍。这一年龄段的人上有老下有小，作为家里的主要劳动力，肩上的责任和担子很重，一旦得病，心理负担和压力势必会增大，继而影响睡眠，出现睡眠障碍。

（2）接受过高水平文化教育的人群容易引起睡眠障碍。随着文化水平的升高，HIV 感染者 /AIDS 患者通过各种途径获得与疾病相关的信息，当然也包括一些负面信息，会给其心理造成很大影响，故而引起睡眠障碍。

（3）职业方面，有工作或者在上学的患者把部分注意力投入到工作或学习中去，从而减少对病情发展变化的关注和忧虑；患者经济负担相对轻一些，自身压力也会小一点。自由职业者、企业职工睡眠障碍比较严重，主要原因是工作、生活压力相对较大，并且担心别人知晓其患病情况而引发睡眠问题。

（4）疾病的影响：与 HIV 对患者中枢神经系统的毒性效应有关，它主要由 HIV 产生的 HIV 神经毒素（目前主要确认的神经毒素是转录蛋白的转激活因子和糖蛋白 gp120 和 gp41）的直接影响和机体 HIV 感染产生的炎症反应引起，这两方面的因素导致持续不断的神经损害，特别是多巴胺能神经元和谷氨酸能神经元，这些可能导致 HIV 感染者发生睡眠障碍。

（5）药物因素影响：抗病毒药物的不良反应困扰患者的睡眠，如皮疹、头晕、嗜睡、异常梦境、失眠、多梦、噩梦等。部分抗病毒药物，比如依非韦伦，会成倍增加失眠、多梦和睡眠质量下降等情况。

4. 良好的睡眠对自身有什么好处

　　保证良好的睡眠是保证身心健康和保证治疗效果的重要举措。睡眠可以减压,有利心脏健康,并且是最便捷、省钱的美容方式,可使皮肤毛细血管循环增多,新陈代谢加快,皮肤细胞得到修复和再生,皮肤会变得光滑、红润、富有弹性。睡得好,能让你更聪明,有利于脑细胞能量储存,所以睡眠好,头脑思维也更灵敏。良好的睡眠还可以增强人体的免疫力,抵抗细菌和病毒入侵身体,防止疾病的发生,保持健康的身体。对于大病初愈或身体不适的人,适当"多睡",还是治病的良方。俗话说"七分调养三分治",这七分调养中,最重要的就是睡眠。

5. 及时的心理干预对改善睡眠有哪些影响

　　感染者可以通过心理咨询,表达自己的主观感受。将自己困惑或烦恼的问题表述出来,例如担心自身疾病是否能够治好,担心生命延续时间,住院多长时间,不想让父母亲朋得知病情,难以康复或传染给家人,同时担心长时间治疗给家庭带来沉重的经济负担,进而出现愧疚、逃避、焦虑等心理。建议应向亲近的人表露出来,得到家人的理解与支持,以化解恐惧的情绪,减轻压力,保证充足的睡眠,并积极配合治疗。

　　通过寻求合理的心理干预、心理引导,在与他人的沟通交流过程中,了解自身的心灵寄托和既往追求,认识自身的生存意义和价值,来重新调整人生方向和树立人生信念,从而有效地对抗不良冲击;有效地分散注意力以减少压力源的反复刺激而造成的心理危害,例如听听轻音乐、出去旅游、听相声、看喜剧、根据自身情况参与健身活动,或参与社会公益事业等。适当的运动可以促进血液循环,提高抵抗力,缓解压抑、焦虑、苦闷的悲观情绪,调整心态。

6. 社会支持对于改善睡眠有哪些作用

社会支持获得越多对于感染者积极心态的建立越有利。感染者朋友们也要走出家门,多接触社会,感受更多的社会支持,获得更多和更加积极的心理体验。参与社会的公益活动,用自身对社会的贡献改变人们对于艾滋病的不正确认识,融入社会,感恩社会,才能真正获得更多的社会支持。

7. 在服用抗病毒药物之前做好心理准备,对今后 应对药物引起的睡眠障碍有哪些影响

感染者必须充分了解自己所服用药物的不良反应,做好心理准备,并知晓如何应对药物不良反应。对于药物不良反应较大者,应及时就医,听从医生的建议,不要私自停药,以免产生耐药,给疾病治疗带来更大的影响。对于睡眠质量特别差的患者,可以采用药物治疗和物理干预手段并行的措施。药物治疗措施主要包括短效镇静催眠药等,物理干预手段主要包括使用耳塞、眼罩等措施,改变室内环境、降低环境噪声等。

8. 如何养成良好的睡眠习惯

鼓励采取以下方法,养成良好的睡眠习惯。

(1) 制订良好的作息时间,纠正不良的睡眠习惯,每天按时睡眠和起床,调整好生物钟。对于年轻的患者,应避免熬夜打游戏、通宵工作,晚上入睡时营造良好的睡眠环境,改善睡眠质量,提升治疗效果,促进康复。

(2) 纠正不良的生活习惯,如睡前大量饮水,长期饮用浓茶、咖啡、饮酒等。

(3) 选择舒适的床褥和枕头。

(4) 养成睡前放松的习惯。可以静坐、冥想、放松训练、生物反馈疗法、针刺疗法等。

(5) 在明确非药物手段无效之前,不推荐服用助眠药物。服用助眠药物时,要通过专业医师的指导。

9. 使用药物改善睡眠质量需要注意什么

(1) 许多感染者合并肝脏疾病,这会影响安眠药在人体内的代谢。因此,此类患者不建议使用安眠药物治疗。

(2) 有些患者伴有抑郁症,睡眠障碍与抑郁症有关,并且会影响药物治疗依从性。因此,应该及时到精神专科医院进行诊断,并尽早开始治疗。

10. 睡眠过度需要进行干预吗

睡眠过度表现为过多的睡眠,可持续几小时或几天难以唤醒,其睡眠时间超过正常人。睡眠过度可发生于多种脑部疾病,如脑血管疾病、脑外伤、脑炎、第三脑室底部和蝶鞍附近的脑瘤等。也可见于糖尿病、镇静剂过量等,还可见于严重的忧郁、焦虑等心理疾病,患者通过睡眠逃避日常生活的紧张和压力。如果出现类似情况,患者朋友们应尽早到医院进行就诊,以避免病情进展。积极治疗原发病,在生活中要注意合理宣泄压力,积极处理压力源刺激,不要给自己太大压力。保持一个良好的睡眠习惯也非常关键,养成一个规律的生活习惯,有助于避免睡眠过度症状发生。

11. 获得专业的健康指导对于改善睡眠的重大意义

通过门诊或住院过程,获得医护人员专业的健康指导,患者会更加全面、客观地看待自身疾病,也能一定程度上缓解内心的恐惧和担忧情绪,对今后带病健康生活也会更有信心,患者向医生咨询全面的居家修养、自我管理的注意事项还是非常必要的。

五、亲密关系与性行为

1. 什么是亲密关系

亲密关系是人际关系的一种,每个人都生活在亲密关系之中,良好的亲密关系能够提升我们的生活质量,帮助我们获得幸福人生。我们可以通过日常生活中的亲密交流和互动增进彼此间的亲密关系,每天的问候、节日庆祝、定期聚会、外出旅行都是不错的选择。

2. 亲密关系的好坏会影响抗病毒治疗吗

每个人都离不开亲密关系的陪伴和支持,我们都有爱与被爱的需求。良好舒适的亲密关系能够帮助我们拥有愉悦的心情;减轻疾病带给我们的心理负担;帮助我们保持积极乐观的治疗心态;对于整体治疗也会起到积极作用。相反,亲密关系如果不好,例如独居患者缺少亲朋的问候和关爱,就可能会出现不良服药依从性。

3. 有哪些方法可以增进单阳家庭的亲密关系

单阳家庭是指夫妻或伴侣中有一位是 HIV 阳性,另一半是 HIV 阴性的家庭。

在日常生活中,应多向另一半表达自己的爱意和关心,多花一些时间和伴侣一起去做对方感兴趣的事情,在出现亲密关系问题时与伴侣及时沟通。

在有条件的基础上,应定期安排一些外出游玩的计划、准备生日或是纪念日礼物,从而增进彼此间的亲密关系。

把自己的感染状况告知伴侣也是一种能够避免亲密关系问题频繁发生的途径,能够获得另一半的支持和陪伴,也会帮助自己获得更好的治疗效果。

4. 双阳家庭如何维护良好的亲密关系

双阳家庭是指夫妻或伴侣都是 HIV 阳性的家庭。在亲密关系的维护上,应更加需要注意双方的心理感受和需求,一方在治疗态度上消极也会影响到另一半。心理压力大、对治疗没信心、依从性差等问题都会成为影响抗病毒治疗是否成功的重要因素。双阳家庭成员可以尝试通过日常的亲密沟通、相互开导和鼓励、陪伴就诊、提醒彼此到点吃药的方式,维护良好的亲密关系。

5. 什么是安全性行为

要保持性器官清洁卫生,全程正确的使用安全套。对于女性,比如在月经期,为了避免性行为对身体造成伤害,要禁止性行为。必须在双方充分自愿的情况下发生性行为,性行为后也要注意卫生。

6. 感染 HIV 以后还可以有性生活吗

可以。应正确认知性爱,性也是亲密关系中的一种表达方式。即使感染了 HIV,只要全程正确使用安全套,可以正常性生活。

7. 病毒载量检测结果为 TND,性生活还需要使用安全套吗

需要,即使病毒载量检测结果为检测不到(target not detected,TND)也依旧要坚持每次性生活使用安全套,安全套不

仅能预防艾滋病的传播,也能预防其他性途径传染病(如梅毒、HPV、淋病等)感染的风险。如果因为病毒检测结果为 TND 就不使用安全套从而感染了其他性病,会影响到自身的身体健康以及整体抗病毒治疗效果。

8. 如果主动提出使用安全套,伴侣不愿意怎么办

当伴侣不愿意使用安全套时,一定要及时交流,从为了彼此健康的角度出发说服对方使用安全套。可以通过使用不同颜色和口味的安全套增添性生活色彩,鼓励伴侣使用安全套。

9. HIV 感染者如何维护与新性伴侣之间的 亲密关系

自己的感染情况是否告知新性伴是影响彼此间亲密关系的最核心的问题。

如果没有告知伴侣自己的感染状况,应避免发生高危性行为,避免无保护的阴道性交、肛交及口交。即使告知了对方自己的感染情况,也应避免发生高危性行为,从而保障伴侣的健康。伴侣彼此之间要多关心双方的身体状况、饮食和心情,尊重并保护双方隐私、相互陪伴、维护良好的亲密关系。

10. 伴侣双方都是 HIV 阳性,在一起性生活时 还有必要使用安全套吗

有必要! 如果不戴安全套,假设伴侣一方病毒抑制失败,就会影响到对方的治疗,都会存在耐药和换药的风险。

11. 明知自己感染艾滋病故意与他人发生不安全性行为构成什么罪

根据《中华人民共和国刑法》第三百六十条规定：传播性病罪指明知自己患有梅毒、淋病等严重性病卖淫、嫖娼的，处五年以下有期徒刑、拘役或者管制，并处罚金。

12. 感染 HIV 后性生活出现抵触心理如何维护亲密关系

感染 HIV 后，对性生活出现短暂、临时性的抵触心理，更多是由于心理、情绪问题造成的。建议给自己一段时间自我调整，或者进行一次旅行来放松心情，释放疾病带来的心理负担和压力。与爱人之间也可通过其他方式表达爱意，如拥抱、亲吻、准备小礼物、做一桌可口的饭菜、多分担一些家务劳动等。

13. 家庭暴力出现在 HIV 感染者家庭中该如何维护亲密关系

家庭暴力有很多种，不管是肢体上的暴力，还是语言上的谩骂、辱骂，或者冷漠对待都属于家庭暴力。很多肢体上的暴力都是源于语言暴力，夫妻之间在生气时容易出现口无遮拦的情况，往往气愤之下说出的话最容易伤人，从而影响彼此间的亲密关系。家庭暴力出现在 HIV 感染者家庭中，一定要冷静处理，减少语言的刺激，避免发生肢体上的冲突，也不要互相冷漠。待心平气和之时，找时间彼此交流，理性处理。家庭暴力不仅不能解决家庭问题,还会升级家庭矛盾进而影响亲密的关系。

14. HIV 感染者性行为中还有哪些需要格外注意

　　服用抗病毒药物的过程中,只要性生活全程有安全措施,就不必担心传染的风险,但仍要注意以下几个问题:首先,要忠诚于自己的性伴侣,减少性伴侣数量;性活动之前避免过度饮酒,过量饮酒会影响正常的精神思维,以致很难做到全程使用安全套;避免使用娱乐性药物,切记远离毒品,性药品以及毒品不仅对身体、精神有损害,对于整体治疗也会起到负面作用,严重的还会导致治疗失败;使用性玩具时,要注意卫生和安全。

六、心理健康与情绪管理

1. 什么是心理健康

　　心理健康是指心理的各个方面及活动过程处于一种良好或正常的状态。心理健康的理想状态是保持性格完美、智力正常、认知正确、情感适当、意志合理、态度积极、行为恰当、适应良好的状态。

2. 心理健康对于抗病毒治疗的影响有哪些

抗病毒治疗是一个漫长的过程,自己对于疾病的认知、治疗的态度、心理感受等因素都会影响着对于疾病的管理。做到心理健康可以让自己更轻松地面对治疗,减少由于心理问题影响工作和生活的不良因素。健康的心理状态在治疗过程中还可以拥有良好的医患关系,最大程度地提升自己的抗病毒治疗成功率和生活质量。

3. 心理健康出现问题时会有哪些表现

质疑自己感染 HIV 的结果、消极地面对治疗、不能管理自己的悲观情绪、自我孤立不愿与人交流等表现,从而出现焦虑、抑郁、失眠,甚至想要放弃治疗的念头,都是心理健康出现问题的表现。

4. 感染 HIV 后出现自卑心理会影响治疗吗

自卑心理会影响日常的情绪从而影响到日常的社交和工作。当长期伴随严重的自卑心理时,就会诱发抑郁情绪,也会影响到抗病毒治疗效果。

5. 感染 HIV 后如何做到心理健康

(1) 正确认知疾病,通过对疾病的相关知识学习或咨询去改变自己偏差的认知。

(2) 积极治疗、乐观生活的态度、CD4 细胞的数值会受到心态和情绪的影响。

（3）按时服药、定期复查,出现不良反应或其他身体不适时及时就诊。

（4）积极管理自己的消极情绪。当出现焦虑、抑郁等不良情绪时要及时自我管理,尝试自己感兴趣的运动、慢跑、瑜伽等,运动可以提升我们的心理健康状态。

（5）积极参与机构或医院组织的感染者交流活动,感染者之间的相互交流可以缓解心理负担,促进心理健康问题的改善。

6. 什么是情绪管理

情绪管理就是用对的方法、正确的方式,探索自己的情绪,然后调整自己的情绪,理解自己的情绪,放松自己的情绪。简单地说,情绪管理是对个体和群体的情绪感知、控制、调节的过程,其核心是必须将人本原理作为最重要的管理原理,使人性、人的情绪得到充分发展,人的价值得到充分体现;是从尊重人、依靠人、发展人、完善人出发,提高对情绪的自觉意识,控制情绪低潮,保持乐观心态,不断进行自我激励、自我完善。

情绪管理就是善于掌握自我,善于调节自己的情绪,对生活中矛盾和事件引起的反应能适可而止的排解,能以乐观的态度、幽默的情趣及时地缓解紧张的心理状态。积极管理情绪,尤其是消极情绪,可以减少由情绪带来的心理和生理上的疾病。

7. 消极情绪对抗病毒治疗有什么影响

知晓 HIV 阳性结果对很多人来说都是一个灾难性的打击，从而产生焦虑、抑郁、愤怒、压力或失眠的情况。

这些消极情绪不仅会影响正常的生活，还会影响到抗病毒治疗是否成功，并导致多项 HIV 相关疾病指标的变化，如血液中 CD4 细胞含量的下降。严重的焦虑、抑郁情况，还会影响到患者的服药方案。主动采取应对措施、持积极乐观态度、乐于表达情绪的患者，其抗病毒治疗成功率更高。

8. 焦虑、抑郁会影响 HIV 治疗吗

焦虑和抑郁的情绪不仅会影响到患者整体的治疗效果，还会影响到患者对于抗病毒药物的选择，所以患者需要重视自己的心理健康，减少焦虑、抑郁情况的发生。在日常生活中，可以通过适当运动、聆听轻音乐、膳食疗法等缓解由于疾病带来的焦虑、抑郁心理，如果是中度以上的焦虑、抑郁问题可以咨询相关治疗的机构或者专业医生进行治疗。压力的有效管理可以使身体处于平衡状态，可以提高机体的自我治疗功能，还可以改善人对外伤和疾病的情绪反应，通过运动、旅行、购物、与朋友聚会等方式有效的减轻压力，可以进一步提高身体的自然治疗机制。

9. 如何知道自己焦虑、抑郁的情况

焦虑抑郁症是以抑郁症为主要表现，同时还兼有焦虑的病情发作状态，抑郁症的典型症状是持续的闷闷不乐、感到悲观绝

望、不愿和人说话、缺乏兴趣、无意义感、思维迟缓、注意力难以集中、失眠、食欲下降。而焦虑的表现特点是心情持续紧张、惶惶不安、没有明确指向的担心等。在抗 HIV 治疗过程中，如果出现这些症状，可以先自行通过焦虑、抑郁自评量表了解一下自己的焦虑、抑郁情况，如果自评结果有问题建议及时咨询专科医生，还要注意及时告知负责你抗病毒治疗的医生。

10. 运动可以缓解负面情绪吗

可以。当你在沮丧或是愤怒时，可以通过运动的方式来积极地面对负面情绪，如跑步、打球、瑜伽等。只要长期坚持，负面的情绪就可以得到有效缓解。

11. 听音乐可以缓解焦虑的心情吗

可以。当你心情不佳或者出现焦虑情绪的时候，听上一曲自己喜欢的音乐，据科学家发现，音乐具有强烈的情绪感染力，是缓解焦虑情绪的有效方法之一。

12. 治疗过程中出现漏服药物持续紧张焦虑怎么办

抗病毒治疗过程中出现一次或多次漏服抗 HIV 药物，会有患者出现过度的担忧和焦虑情况。担心由于漏服药物导致耐药，而茶不思饭不想。首先，针对漏服药物，先要清楚漏服后如何补服药，及时补服是不会对治疗造成太大影响，所以不必过度担心。其次，定闹铃！或让知情人员提醒服药，减少或避免日后出现漏服药物的情况。

13. 更换治疗方案后心理压力大怎么办

更换药物方案后会有患者担忧今后选择药物的种类变少了,感觉自己的病情发生了恶化,从而产生很大的心理压力。首先,更换药物后,调整好自己的心态很重要;其次,要按时、按量服用现在的服药方案。随着时代的进步,治疗 HIV 的药物种类越来越多。尝试自己调节心理压力,当自己的心理压力无法得到缓解时也可以寻找红丝带之家同伴志愿者进行咨询和陪伴。

14. 家属如何照顾老年感染者的不良情绪问题

老年感染者多会存在基础性疾病,比如高血压、糖尿病、心脏病等,每天要服用很多种类和数量的药物,不良情绪会影响患者的服药依从性。对于免疫力较低的老年感染者,如果服药依从性差,不配合治疗,会加快病程的进展。老年感染者常出现烦躁、失眠、脾气暴躁等情绪,作为家属一定要有耐心,避免和患者出现正面争执,尽量不在患者面前讨论关于艾滋病的话题,减少对老年患者的精神刺激,还要提醒或监督患者按时服药,鼓励患者积极治疗。

15. 同妻群体中女性感染者如何缓解心理压力

同妻群体中的女性感染者经常会有极大的精神压力,却又苦恼无处宣泄,得知自己的老公还有同性性伴侣,无疑是对女性的一种沉重打击,长期的精神压力对于抗病毒治疗来说也不是一件好的事情。按时服药、定期检查，一定要对自己的健康负责，还要注意在夫妻生活时一定要全程使用安全套。北京红丝带之家有心理咨询师、社工，还有女性感染者工作小组，可以随时为你提供咨询与支持。

七、流产与终止妊娠

1. 怀孕期发现 HIV 感染必须终止妊娠吗

随着社会的进步，医学科学的发展，HIV 感染抗病毒治疗策略的改善（发现 HIV 感染即刻进行抗反转录病毒治疗，并确实取得了良好效果，使得 HIV 感染从致死性疾病转为慢性疾病）使得怀孕期才发现 HIV 感染不必因感染 HIV 而终止妊娠成为可能。

如果孕早期（小于 14 孕周）发现 HIV 感染，且母亲年龄偏大（尤其大于 35 岁），本身不太容易怀孕，那么可立即进行抗病毒治疗不必终止妊娠（到孕晚期病毒量明显下降，母婴传播的风险很低）；如果母亲年龄小，孕周小于实际孕周，且为非意愿妊娠，则可选终止妊娠。

由此可见，决定是继续妊娠还是终止妊娠时，还应考虑母亲的年龄、孕周，以及再次妊娠的难易等因素。

2. 终止妊娠是怎么回事

妊娠是指胚胎和胎儿在母亲体内生长发育过程,受精是妊娠的开始,胎儿及其胎盘自母亲体内排除是妊娠的终止。孕周从末次月经的第 1 天开始计算,妊娠全过程约为 280 天（即 40 周）,妊娠 10 周内的人胚胎称胚胎,孕 11 周开始称胎儿。

终止妊娠即可分为自然妊娠终止和人工妊娠终止。自然妊娠终止包括自然流产、胎停育、早产、足月分娩;人工妊娠终止包括,人工流产、引产（分为中期引产和晚期引产）。

孕 24 周后,胎儿及其附属物排出母体,也就是妊娠终止后,胎儿可能生存;孕 28 周后妊娠终止,胎儿生存能力可逐渐增加;孕 37~42 周后妊娠终止,其胎儿称为足月成熟儿。

3. 什么是流产

流产指胚胎及胎儿尚无生存能力时妊娠终止,不同国家有不同的定义,我国选用的是妊娠未达到 28 周,胎儿体重低于 1 000g 而妊娠终止。而妊娠 28 周以后,妊娠终止则称为早产分娩或足月产分娩。

流产分为早期流产（孕 12 周内）和晚期流产（孕 12 周以上）;还可分为自然流产和人工流产。

4. 终止妊娠和流产是一回事吗

不全是一回事。终止妊娠是指胚胎和胎儿在母亲体内生长发育停止。而流产指胚胎及胎儿尚无生存能力时我国规定孕

28 周内妊娠终止。故终止妊娠包括流产,换句话就是孕 28 周
之前妊娠终止称为流产。

5. 人工流产是什么

　　人工流产是指在孕 28 周前因非意愿妊娠、母亲疾病等原因
而采取人工方法终止妊娠,是避孕失败的补救方法和疾病治疗
方法。人工流产对女性的生殖健康有一定的影响,包括人工流
产负压吸引术、药物流产术、钳刮术、中期妊娠引产术(利凡诺
尔羊膜腔内注射中期妊娠引产术、水囊引产术、剖宫取胎术)。

6. 怀孕 10 周内选用什么方法流产

　　孕 10 周内的人工流产最常选用负压吸引术。多数情况可
在门诊进行。终止早期妊娠(孕 12 周内的妊娠流产)也称为早
期人工流产术,包括手术流产和药物流产。故孕 10 周内的人工
流产也可以选用药物流产。但一般孕 49 天内可仅服用米非司
酮 200mg,一次性口服,服用后至少空腹 1 小时,服药后第 3 日
早晨服用米索前列醇 0.6mg,服用前后空腹 1 小时。对孕 8 周
到 10 周的也可住院应用上述药物流产,如果流产不完全可辅助
刮宫术。

　　负压吸引术是指利用负压吸引原理,将妊娠物从宫腔内吸
出的人工流产术。可选用麻醉镇痛技术行负压吸引术,俗称无
痛人流。因宫腔镜技术存在潜在风险,一般不常规应用在人工
流产术中,俗称可视人流。

7. 怀孕 11 周到 24 周之间选用什么方法流产

可选用药物流产,目前常用的是米非司酮和米索前列醇。但应该注意一定要住院进行,根据不同的孕周,选用不同剂量及服用方法来服用米非司酮和米索前列醇。对孕 11~12 周可用钳刮术;对于孕 13 周到 24 周之间的妊娠可选用中期引产术,包括羊膜腔内注射利凡诺尔中期引产术,水囊引产术及小剖宫术。

8. 为什么妊娠 24 周后医生多不建议再行人工流产

孕 24 周后,胎儿及其附属物排出母体终止妊娠也就是流产者,其胎儿可能生存。同时,随着目前医学技术发展,有生机的胎儿支持技术的提高,使这一孕周的胎儿生存下来能正常生活的概率明显增加,故医生不建议孕 24 周后再进行人工流产。除非其孕 24 周后胎儿存在致死性畸形,或母亲不终止妊娠存在生命危险时方可进行人工流产。

9. HIV 感染者怀孕选择人工流产前要考虑哪些问题

人工流产前要通过同专业医师讨论,明白人工流产手术的利弊、手术方式、手术的风险及术后注意事项。做好心理建设,必要时需得到专业医护人员的帮助。

术前 3 天内应避免同房,不要到人多的地方去,以减少出现体温升高的情况发生,并要保证均衡饮食及良好睡眠。一定要到正规的传染病院妇产科计划生育手术室进行手术,以防止交叉感染发生。

10. HIV 感染者怀孕并发外阴湿疣选择终止妊娠怎么办

　　HIV 感染母亲通常免疫功能异常,加之妊娠后免疫功能也会发生变化,故 HIV 感染母亲更容易发生低危型 HPV 感染,出现外阴阴道宫颈湿疣。如果早期妊娠,湿疣少,可直接行人工流产,术后免疫功能恢复则有利于湿疣的清除及减少复发概率;如湿疣巨大,影响人工流产操作,可先手术清除湿疣,再行人工流产手术。

11. HIV 感染者怀孕选择终止妊娠流程

　　首先,要到传染病专科医院的计划生育门诊就医,在门诊向医师详细介绍病史尤其是孕产史、避孕情况、做过哪些有可能破坏子宫正常结构的操作(如宫腔镜检查手术,刮宫术,人流术和剖宫产术)。做好术前各项检查,如子宫附件超声确定是子宫腔内妊娠还是子宫腔外妊娠(俗称宫外孕,可发生危及生命的腹腔内大出血),核对妊娠周数,确定孕囊与子宫瘢痕的关系。如白带常规、血常规和凝血功能等化验检查,排除手术禁忌证。然后,约好手术住院时间,按照要求来院手术,在医院观察 2~4 个小时,了解术后注意事项,如果无异常可离院,术后 1 个月复诊,术后 3、6、12 个月随访。

12. "无痛人流"是怎么回事

"无痛人流"就是在应用麻醉镇痛下行负压吸引人工流产术,一般麻醉镇痛通常采取静脉麻醉。

13. HIV 感染者怀孕选择终止妊娠能用药物 流产吗

可以选择药物流产,但具体的实施方法,应该根据孕周有所不同。但不管孕周多少均应该住院进行。排除物应该按照医院内感染要求做无害化处理。通常人工流产术高危因素者,如瘢痕、哺乳期、宫颈发育不良、严重骨盆畸形,以及有多次人工流产术史,对手术流产有恐惧和顾虑时,可选择药物流产。

14. HIV 感染者怀孕选择终止妊娠能用 钳刮术吗

可以选择钳刮术。钳刮术就是通过机械或药物方法使宫颈松软,然后用卵圆钳钳夹胎儿及胎盘。一般怀孕≥10周的早期妊娠而无禁忌证的患者可以选用。

15. HIV 感染者怀孕选择"无痛人流"终止妊娠 有哪些风险

无痛人流对女性身体及生殖功能都存在一定的影响。其可发生人工流产术中出血、子宫穿孔,可出现腹腔内出血,大量出血还可出现休克等危及生命的情况,也可出现肠管等器官损伤及感染发生,也可出现人工流产综合反应:术中出现迷走神经兴奋症状(如心动过缓、头晕、恶心、出冷汗等),出现漏吸、空吸、吸宫不全。术后出现阴道出血持续时间长、下腹坠痛,低热,超声提示宫腔内异常回声伴有血流信号等临床表现。也可出现发生生殖系统感染:流产后出现下腹痛、发热、阴道分泌物有臭味等。更有甚者可能发生羊水栓塞:中期引产术时出现羊水进入母亲血液中,引起一系列症状,可危及生命。远期并发症,如宫颈粘连、慢性盆腔炎、月经异常、继发不孕等。

16. HIV 感染者怀孕选择"无痛人流"术后需要休息吗

HIV 感染者免疫功能异常,而无痛人流对子宫内膜及子宫颈损伤较普通人工流产负压吸引术严重,同时由于突然终止妊娠,会使母体内各个系统发生明显改变,故必须很好的休息才能使母亲更好的恢复。通常我国进行无痛人流术后,给予的假期为 14 天左右。

17. HIV 感染者怀孕选择"无痛人流"术后怎样保养

术后应该休息 2 周,服用预防感染的抗生素如头孢地尼分散片 0.5g,每天 1 次,服用 3 天,服用促进子宫收缩的中成药物(如鲜益母草等),同时要加强营养,多吃含维生素多的蔬菜水果,加强蛋白质的摄入,加强补血类食物摄入。术后 2 周内或阴道出血未净前,禁止盆浴,每日清洗外阴,但不用清洗阴道,下次

月经来潮前或术后 1 个月内禁止性交。

18. HIV 感染者怀孕选择"无痛人流"术后怎样避孕

无痛人流术后应做好计划生育,如近期内无计划要孩子,可选择长效避孕措施,如放置宫内节育器;如近期内有再次要孩子的计划,可采用短效避孕药或工具避孕。考虑到 HIV 感染者的特点,建议采取工具避孕,既有避孕作用又可防止性传播疾病。

19. HIV 感染者怀孕选择"无痛人流"术后怎样备孕

如果无孩子,有要孩子的意愿。通常无痛人流术 3 个月后,全面孕前检查无异常后,可备孕(最好服用叶酸 3 个月后妊娠)。具体做法:服用抗病毒药不能停,叶酸应最少服用 0.8mg 为宜。如果应用抗病毒治疗 3 个月后 HIV 病毒载量下降不明显,应查找原因,并延长开始备孕时间,尽量在病毒载量降低到检测不到或很低时,再开始备孕。

20. HIV 感染者怀孕选择"无痛人流"术后什么情况下应复诊

如果做完无痛人流术出现阴道出血多于月经量,或术后 14 天还有阴道出血或出现发热、下腹痛等症状,应立即复诊,复查血人绒毛膜促性腺激素(chorionic gonadotropin,HCG)、子宫附件超声、血常规、C 反应蛋白等。

21. HIV 感染者怀孕早期阴道流血是怎么回事，该怎么办

HIV 感染者怀孕早期阴道流血最常见的原因是先兆流产。通常阴道出血的量少于月经量，常常是暗红色或血性白带，无妊娠物排除，随后出现阵发性小腹痛或腰背痛。其次，也不能排除阴道炎造成的出血，也可能是宫颈病变或宫颈癌造成的出血，可表现为大量出血。

HIV 感染者怀孕早期阴道流血应该立即到医院进行诊治，医生会进行妇科检查，看看宫口是否开大，胎膜是否破裂，宫口有无组织物填塞，阴道出血来源、子宫的大小是否和孕周相符。如考虑是先兆流产应禁性生活适当休息，黄体功能不全者可肌内注射黄体酮 20mg，每天 1 次，或口服孕激素制剂如地屈孕酮 20mg，每天 2 次。甲状腺功能减退者可口服小剂量甲状腺素片，经治疗，若阴道流血停止、超声检查提示胚胎存活，可继续妊娠；若临床症状加重，超声检查发现胚胎发育不良，血 hCG 持续不升或下降，则表明流产不可避免，应终止妊娠。

22. HIV 感染者怀孕早期下腹痛是怎么回事，该怎么办

怀孕早期下腹痛最常见的原因是先兆流产，一般下腹痛比较轻微，阵发性，伴随少量的阴道出血。如果下腹阵发性疼痛加剧，并出现阴道出血增多，同时伴有绒毛等组织物的排出或阻塞于宫颈，可考虑流产，但还不能完全排除因盆腔炎或后遗症引

起。如果仅下腹轻微隐痛,也可能是由于早期子宫增长引起的牵扯痛。还有妊娠产生的激素,胃肠道的蠕动功能异常,可出现肠胀气,轻微腹泻等,均可引起下腹部轻微疼痛。如果是转移性右下腹痛,还应该排除阑尾炎。

怀孕出现下腹痛,应该立即到医院进行诊治,做妇科检查、超声检查、血化验检查鉴别是先兆流产、难免流产,合并阴道出血来源、子宫附件压痛情况等。如考虑是先兆流产,应禁性生活适当休息,黄体功能不全者可肌内注射黄体酮20mg,每天1次,或口服孕激素制剂如地屈孕酮20mg,每天2次;如果考虑生殖器炎症导致的下腹痛,可应用抗生素治疗,通常选用头孢类和青霉素类,用前要做皮试;如果为转移性右下腹痛,持续性加剧,应进行超声、血常规及C反应蛋白、降钙素源检查,若确诊阑尾炎,建议尽快手术治疗。

23. HIV 感染者怀孕早期检查发现孕酮低怎么办

女性体内孕酮主要由卵巢、胎盘、肾上腺皮质产生。妊娠时,血清孕酮水平会随着孕周增加而稳定增加,孕6周内主要来自卵巢黄体,8~10周后及妊娠中晚期主要来自胎盘。怀孕早期如果黄体功能不全,血清学检查孕酮低,这时发生先兆流产的风险增加,单次血清孕酮水平低于 5ng/mL 提示胎停育。故孕早期出现少量阴道出血或有不良孕史,查血清孕酮水平低于25ng/mL 时,应该给予补充孕激素。可以肌内注射黄体酮20mg,每天1次,或口服孕激素制剂如地屈孕酮20mg,每天2次。

24. HIV 感染者怀孕"早孕反应"消失怎么了

胚胎或胎儿已死亡滞留宫腔内未能自然排出者,常表现为早孕反应消失,有先兆流产症状如阴道出血,轻微下腹阵痛或无任何症状,子宫不再增大反而缩小。

25. HIV 感染者怀孕早期查血 hCG 没有翻倍是什么意思

hCG(human chorionic gonadotrophin),即人绒毛膜促性腺激素,是一种糖蛋白,主要由妊娠滋养细胞产生。正常妊娠,排卵后第 7 天能够测到外周血 hCG,以后每 1.7~2 日上升 1 倍,俗称翻倍。排卵后第 14 天约达 100U/L,妊娠 8~10 周达高峰值,以后迅速下降。由此可见如果孕早期查 hCG 间隔 2~3 天没有翻倍,应考虑异常妊娠,比如说出现流产、胎停育、宫外孕。

26. HIV 感染者怀孕早期超声提示宫腔内未见孕囊怎么办

怀孕早期超声提示宫腔内未见孕囊,可能平时月经不规律、排卵不确定、排卵推迟、实际孕周小、超声尚不能发现孕囊,配合查血清 hCG 如仍然未超过 2 000U/L,那应该等待 1 周后复查超声。如果平时月经规则,血清 hCG 如仍然超过 2 000U/L、阴道超声仍然没有发现宫腔内孕囊,如果合并少许阴道出血,超声提示附件区混合包块可考虑宫外孕,应立即入院治疗,以防止破裂造成腹腔大出血,危及孕妇生命。如果平时月经规则,血清

hCG 低于 2 000U/L 且进行性降低,则发生先兆流产的风险增加。

27. HIV 感染者胎停育是什么原因,该怎么办

　　HIV 感染者胎停育常见原因:胚胎染色体异常、免疫功能异常、黄体功能不全、甲状腺功能低下等;也可见于子宫畸形、免疫因素、血栓前状态。也可见于 HIV 感染进入艾滋病阶段,出现各个系统损害,服用药物也可引起胚胎胎儿停止发育。

　　胎停育由于胎盘组织机化,与子宫壁紧密粘连,致使刮宫困难,处理难度较大。建议住院尽快清除宫腔内容物,防止发生凝血障碍。必要时先用药物辅助人工流产。

参考文献

　　[1] Volmink JA,Marais BJ. HIV:mother-to-child transmission [J]. Clinical evidence,2008(2):909.

　　[2] Townsend C L,Byrne L,Cortina-Borja M,et al. Earlier initiation of ART and further decline in mother-to-child HIV transmission rates,2000-2011. [J]. Aids,2014,28(7):1049-1057.

　　[3] 孙丽君. HIV 阳性孕产妇全程管理专家共识[J].中国艾滋病性病,2020,26(3):335-336.

　　[4] 谢幸,孔北华,段涛. 妇产科学[M]. 9 版.北京:人民卫生出版社,2018:116-122.

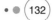

八、生殖与母婴阻断

1. HIV 感染夫妇可以要亲生孩子吗

《中华人民共和国人口与计划生育法》第三章生育调节,第十七条规定:公民有生育的权利,也有依法实行计划生育的义务,夫妻双方在实行计划生育中负有共同的责任。我国目前并没有 HIV 感染夫妇不能要亲生孩子的法律法规。

既往认为 HIV 感染是致死性疾病,HIV 通过母婴传播感染新生儿风险较高(如果不进行抗病毒治疗,在怀孕、分娩期间及母乳喂养,HIV 从感染母亲传播给孩子的风险为 25%~50%),即使侥幸没有被母婴传染的孩子,但考虑到父母可能因 HIV 感染死亡,那么孩子的生存质量将严重受到影响。因此,基于上述原因,既往大多数 HIV 感染夫妇迫于压力(来自自身、家人和社会),通常选择不生育孩子。

随着社会的进步、医学的发展,我国免费抗 HIV 药物的普遍、持续应用,使既往认为的致死性疾病,变成了一种与高血压、糖尿病一样的慢性病。且由于以抗病毒治疗为核心的孕前、孕产期、哺乳期的母婴阻断措施的开展,使母婴传播的风险已降到 1% 左右。因此,HIV 感染夫妇是可以生育孩子的。

2. HIV 感染夫妇要生孩子前应考虑哪些问题

生育孩子是人生中最重要的选择之一,因此一定要认真对待。不仅要做好物质准备,更要做好充分的思想准备。

(1) 思想准备:首先夫妻双方在思想上要达成共识,要有共同的生育愿望,最好也应得到其他的家庭成员的认可。其次要做好生育孩子的计划,比如现在身体情况适合不适合怀孕,什么时间怀孕,在哪儿孕检及分娩,在哪儿"坐月子"等。还应了解分析 HIV 感染不适合生育的因素,如 HIV 感染终生携带病毒,也可影响精子及卵子的质量,同时部分并发生殖器感染会使受孕率降低,也会不容易怀孕。如 HIV 感染需要长期服药出现耐药,换药对生孩子的影响;HIV 感染艾滋病阶段免疫功能异常,可出现致命性并发症,会影响孩子的生存问题;万一发生母婴传播造成孩子传染了怎么办? 如为单 HIV 阳性家庭,还要考虑为要孩子脱套(不戴安全套)性生活时,造成对方被感染 HIV 的概率增加等。

(2) 物质准备:首先,应到专业的医生那里进行评估,是否存在现在不能生育孩子情况。其次,要注意目前家庭的经济状况能否负担生育孩子。

3. 目前有利于 HIV 感染夫妇决定要孩子的措施有哪些

服用抗病毒药,各项功能正常,能够胜任生育,同时随着HIV 病毒载量长期被抑制,使精子卵子质量改善,使生殖器感染发生率降低,这些都有利于成功妊娠。

辅助生殖技术可避免不戴安全套性生活,并达到妊娠的目的。HIV 感染者辅助生殖的目标不仅是治疗不孕不育,而且避免感染者的水平传播和垂直传播,同时暴露前预防技术的应用也大大降低了单阳家庭的生育成本。

夫妇双方的病毒载量若被抑制到检测不到的水平,胎儿可以免受 HIV 感染。国家"四免一关怀"政策也可以解决 HIV 感染者的经济负担问题。

4. 生殖指什么

生殖顾名思义就是生儿育女、繁衍子嗣,就是产生与自己相似的子代个体。其过程可分为自然生殖和人工生殖,也就是我们常说的辅助生殖。

辅助生殖是通过辅助生殖技术来完成的,就是用人工的方法代替自然生殖过程的某一步骤或全部步骤的技术。主要包括人工授精、体外受精 - 胚胎移植、卵胞浆内单精子注射、胚胎植入前遗传学诊断、精液冷冻、胚胎冷冻等技术。此类技术可在一定程度上治疗不育夫妇,以达到生育的目的。

5. 从哪方面入手才能成功的完成生殖

怎样才能孕育一个健康的孩子? 分解一下也就是怎样才能怀得上、孕得好、生得优! 这就是大多数生育期夫妇最为关注的问题。对并发 HIV 感染的夫妇来说更是一个大的挑战。为了达到这个目的,赢得挑战胜利,我们必须从孕前保健和孕期管理两个方面入手。

6. 孕龄期 HIV 感染夫妇怎样才能成功怀孕

我们先来了解一下怀孕的过程。异性性交时,男性的精子射入女性的阴道,经过宫颈、宫腔和输卵管,如果恰巧这时卵巢排卵并被输卵管伞端捕获进入输卵管内,使精卵在此相遇,其中一个超级精子进入卵子中,形成受精卵,在伴随着输卵管的蠕动,进入宫腔,这时子宫腔内膜"土壤肥沃",发展成囊胚的受精卵就进入这个"土壤"中,开始胎儿的孕育。这个过程需要"过五关斩六将",如果一个地方出现问题都就可能造成怀孕失败,但是如果我们了解这个过程,顺势利导、排除阻碍,那么怀孕的成功率就会提高,当然整个过程同时伴随着复杂的生殖内分泌的调控。

7. HIV 感染夫妇怎样常规备孕

俗话说知己知彼百战不殆,计划怀孕前应该了解自己的全身及生殖系统状况,是否适合怀孕,是否存在妊娠禁忌,如并发心力衰竭、肝肾功能衰竭时,如妊娠会发生危及母亲生命的情况,或存在某些遗传性疾病不宜妊娠情况等。因此在计划怀孕前,应该进行孕前优生检查及咨询。国家有专门的规定:孕前优生健康检查是指遵照知情选择的原则,计划怀孕夫妇在怀孕前3~6 个月,到计划生育技术服务机构,接受规范的孕前优生健康检查,包括基本信息和病史询问、体格检查、实验室及必要的影像学等辅助检查,以识别影响生育的危险因素。

　　HIV 感染夫妇在决定怀孕前,应尽快到传染病妇产科专业医生处做正规的孕前检查,夫妇同时每天服用叶酸 0.8mg(因为长期服用抗病毒药物影响叶酸代谢,故不建议用常规的每天服用叶酸 0.4mg)、服用辅酶 Q10、硒酵母、维生素 E 改善卵子质量(长期服用抗病毒药物会影响卵子质量)。调节心态,正常性生活,定期监测 HIV 感染情况、服抗病毒药耐药及不良反应情况。

8. 怎样的性生活更容易怀孕

　　性生活是人类为繁衍后代的本能或获取愉悦的体验行为。其过程受许多生殖内分泌调节,同时也反馈地影响生殖内分泌激素的分泌。其频度及质量对能否成功怀孕有一定的影响,因为正常性生活是正常精卵结合的前提(当然试管婴儿方式除外),排卵是不确定的,卵子排出后通常在体内存活约 48 小时,其监测也比较复杂。通过性交,精子进入女性体内存活时间约 5 天。通常对于月经正常的女性,排卵通常发生在下次月经前 14 天左右,据此推算出排卵前后 4~5 天为易受孕期。即便在最好受孕的年龄期阶段(25 岁左右),在容易受孕期性交,其每个生理周期的怀孕概率为 25% 左右。如果其性交频率降低,必然会使受孕概率降低。同时,如果精神紧张,性生活只是为了怀孕,那么其过程必然使正常性生活对生殖内分泌良好的调节作用减弱,从而使怀孕概率降低,甚至不孕。

　　正常的性生活不仅是为了繁衍后代,也应彼此满足生理需要得到快感,同时频率应适度。美国学者通过对年龄因素对性能力的影响的研究,推断出性爱频率公式,即年龄的首位数,用于对 20 岁以上人群的评估,例如小王计划再次要孩子时已经 36 岁,年龄首位数是 3×9=27,其意义是 20 天 7 次性生活为宜,也就是每周 2~3 次最好。

同时,为了能够让更多的精子穿过宫颈管,进入宫腔,到达输卵管,女性在同房后应将臀部抬高 1 小时后再活动。

9. 单男方 HIV 感染夫妇备孕还需要注意 哪些问题

对于单男方 HIV 感染夫妇,因女方为非感染者,通常过性生活时为防止女方通过性传播感染,男方全程需要使用安全套,但这样若不出意外是不能令女方怀孕的,如脱套则会增加女方感染机会。怎样才能即减少女方感染机会,又增加女方怀孕机会呢? 其实可仅仅在女方的易受孕期脱套性生活,同时女方在脱套性生活前 2 小时内服用暴露前预防用抗病毒药,目前最常用的为替诺福韦(大规模的临床研究显示未发现其对母亲及胎儿明显不良反应)服用方法:每天 300mg,每天最好同一时间服用,连续服用 30 天,服用前后均要检查女方的 HIV 抗体及 HIV 抗原。当然实施该项技术前,最好已感染的男方抗病毒治疗其病毒量检测不到,女方已经进行常规的妇科检查,排除并治疗生殖系统疾患,比如阴道炎、阴道溃疡、宫颈炎、阴道宫颈有裂伤等容易使精液中的病毒进入女方血液中的情况。最好能够采取 1~2 种监测排卵的方法,如基础体温方法、超声监测方法或排卵试纸监测方法等,发现排卵,更精准地指导脱套性生活。同时,如果条件允许,还可应用辅助生殖技术对男性的精液进行专业的洗涤,以降低精液中的病毒量,再将洗涤后的精液注入女性的子宫腔,不仅可以治疗一部分男性不育,更能降低女方被感染的机会。

10. 单女方 HIV 感染夫妇备孕还需要注意哪些问题

对于单女方 HIV 感染夫妇,计划怀孕除常规的备孕准备外,更需要关注在此过程中非感染男性脱套性生活被感染风险。最保险的方法,可采取男性不脱套性生活后,将套内原精液(未经处理)应用注射器或吸引器收集后直接注入女性阴道(在女性易受孕期),注射后女性臀部抬高位 1 个小时后方可活动,来达到受孕。还应注意感染女性应做好基础体温监测找好易孕期,同时持续抗病毒治疗到病毒检测不到或小于 50 拷贝 /mL。也可以采用女性易孕期脱套性生活,非感染男性脱套性生活前 2 个小时内服用暴露前预防用抗病毒药,目前最常用的为替诺福韦(大规模的临床研究显示未发现其对母亲及胎儿明显不良反应)服用方法:每天 300mg,每天最好同一时间服用,连续服用 30 天,服用前后均要检查男方的 HIV 抗体及 HIV 抗原。当然实施该项技术前,最好已感染的女方经抗病毒治疗其病毒量已检测不到。

11. HIV 感染女性月经血有传染性吗

月经是伴随着女性卵巢周期性变化而出现的子宫内膜周期性的脱落出血。其由经宫颈管、阴道排出体外。而在 HIV 传播的途径中为血液传播是其主要的传播途径。未经抗病毒治疗的女性,在其血液中的病毒载量很高时,其月经血内也必然含有大量的病毒。如果经期同房,同时男方外生殖器又恰逢有损伤,就很容易造成 HIV 传播。

12. HIV 感染女性月经期怎么办才能更好地减少传播

首先 HIV 感染女性应尽快抗病毒治疗,这样就能降低血液中的病毒载量,同时也能使月经血中的病毒载量降低。另外,应将沾有血液的卫生巾用塑料袋密封后处理。尽量不要让未感染的家人徒手清洗其被经血污染的内裤,可戴手套进行处理,处理后用 84 消毒液消毒手套。

13. HIV 感染女性经常下腹痛影响怀孕吗

女性经常下腹痛最常见的原因是慢性盆腔炎或盆腔炎后遗症。研究发现,HIV 感染使感染者的免疫功能破坏,容易并发感染性疾病如盆腔炎、阴道炎,造成输卵管性不孕不育的概率增多。HIV 感染不孕者中 40% 输卵管性不孕,而正常不孕人群仅14%。HIV 感染者更容易发生盆腔炎造成输卵管性不孕。因此HIV 感染女性出现经常性下腹痛,应尽快到医院妇产科进行诊治。如为盆腔炎急性发作期,应规范、足量地应用抗生素;如为慢性盆腔炎或盆腔炎后遗症期,可进行中药灌肠、下腹部理疗等治疗;对计划怀孕的女性,必要时可做输卵管造影,或通液诊治;如存在盆腔炎性包块者,经过药物治疗效果不好者也可行开腹或腹腔镜下手术治疗。

14. HIV 感染女性出现"白带多有臭味"影响怀孕吗

白带是阴道黏膜渗出液和宫颈管及子宫内膜腺体分泌液的混合物。正常白带呈白色稀糊状或蛋清样,黏稠,量少,无臭味。而当白带多有臭味时多半是存在生殖道炎症,如阴道炎、急性宫颈炎或宫颈癌,这时如果不进行积极治疗就会进一步发展为子宫内膜炎、输卵管炎造成不孕。研究发现 HIV 感染使感染者的免疫功能破坏,容易并发感染性疾病如盆腔炎、阴道炎。故如果发现 HIV 感染女性出现"白带多有臭味"时应尽快到医院查找原因,如果是阴道炎,应进一步查找病原体。如果是细菌性阴道炎,可给与口服甲硝唑 400mg,每天 2 次,共 7 天。如为急性宫颈炎应该做支原体衣原体及淋球菌检查,根据检查进行抗生素治疗。如为单纯淋球菌感染主张大剂量单次给药,可应用头孢曲松钠 250mg,单次肌肉注射。如为沙眼衣原体感染可用阿奇霉素 1g,单次顿服。这些药物应用时如发现怀孕可继续妊娠。强调其性伴侣也应进行相应治疗。

15. HIV 感染夫妇孕前都应该做哪些优生优育健康检查

HIV 感染夫妇女性孕前常常需要检查项目:常规妇科检查判断是否有妇科疾病、性传播疾病等,这些疾病容易造成不孕,也不利于胎儿的正常发育,有造成胎儿宫内感染、早产,甚至流产的可能,如果存在需先治愈后再怀孕。孕前还建议进行宫颈癌筛查和 HPV 及液基薄层细胞检测（thinprep cytologic test，TCT）。女性内分泌激素检查项目包括：促卵泡成熟激素、促黄体生成素、催乳素、雌二醇、孕酮、睾酮，主要检查下丘脑、卵巢功能是否正常。通常检查卵巢储备能力一般是在月经第 2~3 天时，空腹抽血检查。同时，还应空腹检查甲状腺功能，如果提示亚临床甲状腺功能减低，应该服用优甲乐改善母亲代谢功能及丘脑 - 垂体 - 卵巢（甲状腺）内分泌轴功能，有利于成功受孕。

同时，还应做相关病原学检查：诊断是否患有弓形虫、风疹病毒、单纯疱疹 I 型病毒、单纯疱疹 II 病毒及巨细胞病毒引起的疾病。这些感染均容易引起母亲宫内感染，导致胎儿及新生儿畸形。

HIV 感染夫妇男性孕前检查项目：全面体检排除不适合妊娠的疾病，B 超（前列腺、精囊腺、双肾）、前列腺指检、前列腺液常规检查、直肠指诊、衣原体 / 支原体检查及精子精液分析。

HIV 感染夫妇孕前双方共同的检查：血常规、血型、乙肝、丙肝病毒免疫学、梅毒螺旋体抗体、凝血功能及肝肾功能检查。孕前咨询是否有遗传性疾病，必要时进行染色体检查。

16. HIV 感染男性容易出现哪些影响生育的问题

1998 年 Dulious 等提出被感染的白细胞会影响男性生育功能，进而 HIV 感染艾滋病期的男性，出现睾丸炎、性功能障碍、少精无精症被报道。1999 年 Shevchuk 报道了抗反转录病毒药物的应用，HIV 感染者的生命得以延长，但生殖细胞的数量在减少。2004 年 Barboza 报道了抗病毒治疗会影响男性精液质量。

17. HIV 感染女性合并 HPV 感染会影响生育吗

　　HIV 感染会破坏人体的免疫功能,使其更容易发生外阴、阴道、宫颈高危低危型 HPV 感染。低危型的 HPV 感染表现为外生殖道湿疣,较正常人群出现巨大外生殖器湿疣的可能性增大。如果再同时怀孕,极易出现难控制的巨大湿疣,影响 HIV 感染女性继续妊娠的决定,也影响医生做出继续妊娠的建议。而宫颈高危型 HPV 持续感染会造成 HIV 感染女性宫颈癌,如发现时已经为 IA1 期以上则不能行保留生育功能的子宫颈锥形切除,只能行子宫切除以上更大范围内的手术时就会影响其生育。

18. 计划怀孕的 HIV 感染女性出现月经异常或 停经怎么办

　　对于计划怀孕的 HIV 感染女性,如果发现月经异常及停经,应尽快到医院确定是否怀孕,以判定是正常部位的妊娠,还是异常部位妊娠。主要通过检查尿和血的 hCG,以及经阴道超声检查明确孕囊着床的位置,如果有剖宫产史,还应该确定孕囊与剖宫产子宫瘢痕的关系。

19. 为保证优生优育,我国目前有哪些法律法规 要求做好孕产期管理

　　根据《中华人民共和国母婴保健法》及其实施办法、《中国妇女发展纲要》和《中国儿童发展纲要》,制定《孕产期保健工作

管理办法》。

20. HIV 感染母亲孕期管理常规流程

确定正常部位的妊娠后,尽快到当地的社区卫生服务站建立母婴健康档案同时进行心理测试。注意复查病毒载量、CD4 细胞及贫血 3 项(叶酸,维生素 B_{12},血清铁蛋白),服用叶酸最少为每天 0.8mg,并开始补血治疗。还应与你的 HIV 感染管理专科医生探讨目前用药是否合理,要选择对母胎影响最小,出现耐药风险最小的抗 HIV 药物组合。到传染病专科医院妇产科建立孕期管理档案,开始按照要求孕检,最好每次孕检都找同一个医生,这样孕检史为系统。

21. HIV 感染女性怀孕后怎样选择抗病毒治疗

要选择对母胎影响最小,出现耐药风险最小的抗 HIV 药物组合。

(1) 首选方案:替诺福韦(TDF)/ 恩曲他滨(FTC)或[替诺福韦(TDF)+ 拉米夫定(3TC)或阿巴卡韦(ABC)/ 拉米夫定(3TC)或阿巴卡韦(ABC)+ 拉米夫定(3TC)]+ 克力芝(LPV/r)或拉替拉韦(RAL)。

(2) 替代方案:替诺福韦(TDF)/ 恩曲他滨(FTC)[替诺福韦(TDF)+ 拉米夫定(3TC)或阿巴卡韦(ABC)/ 拉米夫定(3TC)或阿巴卡韦(ABC)+ 拉米夫定(3TC)或齐多夫定(AZT)/ 拉米夫定(3TC)或齐多夫定(AZT)+ 拉米夫定(3TC)]+ 多替拉韦(DTG)或依非韦伦(EFV)或利匹韦林(RPV)或奈韦拉平(NVP)。研究发现,早孕期妇女暴露于多替拉韦钠(DTG)会引起神经管畸形的风险增加,目前不推荐在妊娠 8 周内使用。对那些有怀孕意愿或者不采取避孕措施的妇女不应选。

22. HIV 感染母亲孕 10~13+6 周应注意哪些情况

到建档、计划分娩医院进行第一次孕检。确定是否符合孕周,推算孕产期(末次月经第一天算起,加上 9 个月零 7 天);病史采集;全面体格检查:生命体征、体重、体质指数[BMI= 体重(kg)/身高(m)^2],全身及妇科检查。必须检查项目:血尿常规、血型、不规则抗体、空腹血糖、肝肾功能、乙肝表面抗原、丙肝(HIV 感染容易并发乙肝、丙肝病毒感染更应引起关注,在母婴阻断抗病毒治疗用药选择时应同时考虑)、梅毒,在广东、广西、海南等地区还应进行地中海贫血的筛查。必要时进行心电图、超声心动检查。对此次妊娠的高危风险进行评估,如存在危及母儿生命危险的情况可建议在孕早期(孕 12 周前)终止妊娠,最大限度保护母儿安全。于孕 11~13+6 周,行超声检测胎儿颈项透明层厚度。

23. HIV 感染母亲孕 14~19+6 周应注意哪些情况

查血压、体重、宫高腹围、胎心。正常的胎心率:正常胎心在每分钟 120~160 次,有时还要快些,也不太规律,到怀孕末期规律。有时会有短暂的停跳,或速度达到每分钟 180 次,均属于正常现象。如果每分钟心跳 <120 次或 >160 次时,可间隔 10~20

分钟重复听 1 次。如异常就应引起重视。在检测胎心时,应保持良好的心态和轻松的心情,避免大喜大悲等情绪波动,或喝浓茶、吃辣椒。必须检查:如果无不良孕史,小于 35 岁行唐筛(孕中期非整倍体母体血清学筛查在孕 15~20 周),年龄大于 35~40 岁可行无创产前检测(NIPT)(孕 12~22+6 周作为非整倍体筛查),而大于 40 岁应产前诊断,但会使母婴垂直传播风险增加,故应慎重,如果必须进行有创产前诊断如羊水穿刺,也尽量推迟到病毒量抑制到 50 拷贝 /mL 再进行。常规补充铁剂含铁元素为每天 200mg,同时补充钙剂为每天 800~1 500mg。

24. HIV 感染母亲孕 20~24 周应注意哪些情况

常规查血压、体重、宫高腹围、胎心。非常重要的检查是胎儿系统超声筛查(一般需要预约由有资质的超声大夫检查),同时阴道超声测量宫颈管长度(评估早产风险),每 3 个月也应该进行相关持续用抗病毒药的检查,如肝功能、肾功能、电解质、乳酸、血脂、血常规等。常规孕期检查尿常规。

25. HIV 感染母亲孕 24~28 周应注意哪些情况

要进行抗 HIV 服药相关检查:病毒载量、CD4 细胞、肝功能、肾功能、电解质、乳酸、血脂、血常规、尿常规。常规查血压、血常规、尿常规、宫高、腹围、胎心率,复查梅毒、乙肝、丙肝,并进行俗称"小排畸"的超声检查。

必须进行妊娠糖尿病筛查。妊娠糖尿病是指怀孕前未患糖尿病,而在怀孕时才出现高血糖的现象。目前常用 75gOGTT 试验筛查。

孕妈妈需要空腹 12 小时,并在 5 分钟内口服含 75g 葡萄糖的液体 300mL,分别抽取空腹、服糖后 1 小时、服糖后 2 小时的静脉血,测定血糖值。如果一个时间点超标即可诊断为妊娠期糖尿病。

空腹血糖:<5.1mmol/L;服糖后 1 小时血糖:<10mmol/L;服糖后 2 小时血糖:<8.5mmol/L。

预防血糖升高的饮食包括以下注意事项。

(1) 注意饮食:少食多餐,将每天应摄入的食物分成五六餐,特别应注意晚餐与隔天早餐的时间相距别过长,所以睡前要加餐。每日的饮食总量要控制好。

(2) 多摄入膳食纤维:如以糙米或五谷米饭取代白米饭,增加蔬菜的摄取量,多吃新鲜水果、不喝饮料等。需要注意的是,千万不要无限量地吃水果。

(3) 饮食以清淡为主:控制植物油及动物脂肪的用量,尽量少用煎炸的烹调方式,多选用蒸、煮、炖等烹调方式。

26. HIV 感染母亲孕 29~36 周应注意哪些情况

从 28 周开始,孕妈妈们就进入了孕晚期,这时的产检开始变得频繁起来,孕 28~36 周,每 2 周产检 1 次,时间通常在孕 30、32、34、36 周。

孕 28~32 周:最要关注胎儿生长情况,发现胎儿生长发育迟缓,给予相应的治疗。注意发现妊娠胆汁淤积综合征,注意防止妊娠合并高血压疾病。此孕周预防保健应做到:注意休息、保证睡眠、保持心情愉快,注意血压和体重变化。平时注意血压和体重的变化。可每日测量血压并做记录,如有不正常情况,应及时就医。均衡营养:不要吃太咸、太油腻的食物;孕期补充钙和维生素,多吃新鲜蔬菜和水果,适量进食鱼、肉、蛋等高蛋白、高钙、高钾及低钠食物。坚持体育锻炼:散步、太极拳、孕妇瑜伽等运动可使全身肌肉放松。

孕 33~36 周:要进行抗 HIV 服药相关检查,如病毒载量、CD4 细胞。根据情况选择分娩方式降低产时母婴 HIV 传播。开始加入胎心监护检查(以后每次产检均要监测):用胎心电子监护仪监护 20~40 分钟内的胎心率曲线和宫缩压力波形记下来分析,来评估胎儿宫内的状况,主要是 NST 试验,有宫缩后是 OCT/CST。骨盆检查,阴道分泌物检查,有条件可在孕 35 周左右行 B 族链球菌筛查。产前保健重点:了解分娩相关知识,抑郁症的预防主要是心理疏导保证处于放松状态。

27. HIV 感染母亲孕 37~41 周应注意哪些情况

孕 36 周后每周孕检 1 次,时间通常在 37、38、39、40 周。体重、血压、血常规、尿常规、宫高、腹围、胎心率、胎心监护、胎位、宫颈检查评分。根据病毒载量及产科情况讨论分娩方式。

如可以顺产,应了解宫缩、见红、破水是分娩的信号。一般来说,初产母亲从临产征兆到分娩往往有 1~2 周时间。分娩前,子宫的收缩大概为 10 分钟 1 次,1 小时内有 6~7 次,应立即去医院。一般第一胎产程常常持续 12~14 小时。

如考虑择期剖宫产,通常应在足月,出现产兆及胎膜破裂前行剖宫产。

28. HIV 感染母亲怎样选择分娩方式

对于一直服用抗病毒治疗的 HIV 阳性母亲,在孕 36 周时复查病毒载量,根据其采取不同的分娩方式。

如果 HIV 病毒载量在 50~399 拷贝 /mL,可考虑择期剖宫产,也可根据依从性及意愿及产科情况决定分娩方式。

如果在孕 36 周时病毒载量≥400 拷贝 /mL,则建议择期剖宫产。

对于试产并已临产的母亲,产科管理遵循一般人群相同的指导原则,膜破后应在 24 小时内结束分娩。

如果剖宫产的指征是预防母婴传播,则择期剖宫产应在孕 38~39 周之间进行为宜。病毒载量小于 50 拷贝 /mL 时,因产科适应证做择期剖宫产则应遵循一般人群通常的产科考虑,在孕 39 周后进行。

29. HIV 感染母亲能母乳喂养吗

HIV 感染母亲分娩的婴儿最安全喂养方法是用配方奶,也就是说 HIV 感染母亲最好不要母乳喂养。但如果经济条件差,不能得到配方奶,也可以纯母乳喂养,但最好不要选择混合喂养。

30. HIV 感染母亲选择人工喂养怎样回奶

HIV 感染母亲如果不母乳喂养,应该尽快回奶,最好的回奶方法就是停止哺乳,其次可给母亲服用溴隐亭、卡麦角林,也可用炒麦芽 60~90g(代茶饮),每天 1 次,连服 3~5 日,或芒硝乳房局部敷用,或维生素 B₆ 200mg,每天 3 次,连续 3~5 天。

31. HIV 感染母亲"坐月子"应注意什么

"月子"是俗称,其实指的是从胎盘娩出,到母亲全部器官除乳腺外恢复到正常未孕状态所需要的一段时间,大约 1 个月左右,通常为 6 周。"坐月子"实际指这段时间的保养过程。具体要关注产后 2 小时内出现产后出血,要严密在产房观察子宫收缩及阴道出血量。关注饮食,产后 1 小时可以进流食 - 半流食 - 普通饮食。但要营养丰富,因不哺乳热量及水分要适当,注意乳房护理,保持清洁,防止发生乳腺炎。产后 4 小时内注意排便、排尿。要注意观察子宫的复旧情况(产后 10 天左右腹壁触摸不到),以及阴道流血情况(大概 30 天左右没有阴道出血)。注意调整好心态,防止出现产后抑郁。做好室内通风,防止中暑。注意个人卫生,防止感染发生。注意产后康复锻炼,防止盆底功能障碍,如尿失禁。禁止性生活,产后 12 天内禁止盆浴。

32. HIV 感染孕产妇所生儿童出生后进行母婴阻断吗,如何阻断,要注意什么

所有 HIV 感染孕产妇所生儿童出生后,都要服用抗病毒药物进行母婴阻断,但在服药之前必须先进行母婴传播风险评估,以确定儿童预防治疗方案,并监测药物的不良反应。

33. 如何进行母婴传播风险评估,什么是高暴露风险儿童和普通暴露风险儿童

风险评估要依据孕产妇抗病毒治疗、实验室检测等情况,将所生儿童分为高暴露风险儿童和普通暴露风险儿童。

符合以下条件之一的孕产妇所生儿童为艾滋病高暴露风险儿童:①感染孕产妇孕晚期 HIV 病毒载量 >50 拷贝 /mL;②感染孕产妇孕期抗病毒治疗不足 12 周;③孕产妇临产时或分娩后 HIV 初筛试验阳性。其他则为普通暴露风险儿童。

34. 儿童抗病毒用药方案有哪些

(1) 普通暴露风险儿童:应在出生后 6 小时内尽早开始服用抗病毒药物,可以选择以下奈韦拉平(NVP)或齐多夫定(AZT)两种方案中的任意 1 种。如选择母乳喂养,应首选 NVP 方案。

1) NVP 方案:新生儿出生体重≥2 500g,服用 NVP 15mg(即混悬液 1.5mL),每天 1 次;出生体重 <2 500g 且≥2 000g,服用 NVP 10mg(即混悬液 1.0mL),每天 1 次;出生体重 <2 000g,服用 NVP 2mg/kg(即混悬液 0.2ml/kg),每天 1 次;至出生后 4 周。

2) AZT 方案:新生儿出生体重≥2 500g,服用 AZT 15mg(即混悬液 1.5mL),每天 2 次;出生体重 <2 500g 且≥2 000g,服用 AZT 10mg(即混悬液 1.0mL),每天 2 次;出生体重 <2 000g,服用 AZT 2mg/kg(即混悬液 0.2ml/kg),每天 2 次;至出生后 4 周。

(2) 高暴露风险儿童:应在出生后 6 小时内尽早开始服用三

联抗病毒药物至出生后 6 周。出生后 2 周内:齐多夫定(AZT)＋拉米夫定(3TC)＋奈韦拉平(NVP);出生 2~6 周:齐多夫定(AZT)＋拉米夫定(3TC)＋克力芝(LPV/r)。具体建议,见表 4-3。

表 4-3　高暴露风险儿童预防用药建议剂量

抗病毒药物	AZT		3TC		NVP	LRV/r
年龄 体重	<4 周龄	>4 周龄	胎龄 <35 周	胎龄 >35 周	<2 周龄	>2 周龄
每天 2 次,每次用药剂量						
2kg	1mL		1mL	2mL	2mL	1mL
3kg	1mL		1mL	2mL	3mL	1mL
4kg	2mL	3mL	2mL	3mL	3mL	1mL
5kg	2mL	3mL	2mL	3mL		1.5mL
6~6.9kg		3mL	2mL	4mL		1.5mL

注:应根据胎龄、儿童周龄和体重变化及时更换药物和调整药物剂量。

35. 抗病毒药物都有哪些不良反应,要对服药儿童进行抗病毒药物不良反应监测和处理吗

对于 HIV 感染孕产妇所生儿童,应在其服药后 2 周及 4 周时进行血常规、肝功能和肾功能检测。发现异常者,应及时进行处理,详见表 4-4。

表 4-4　抗病毒药物不良反应的处理

抗病毒药物	不良反应	处理
AZT	贫血、恶心、呕吐、头痛	Hb<90g/L 时,对症处理,不良反应严重时停药;如果 Hb 降至≤70g/L,立即停用
3TC 或 FTC	不常发生	
EFV	致畸可能性,抑郁,多梦,睡眠障碍	孕早期避免使用
LPV/r	耐受性较好;注意高脂血症、胰岛素抵抗、血糖升高	监测血脂和血糖
TDF	肾毒性危险,如果母亲同时感染 HBV,产后 TDF 停药时应注意"乙肝恶化"	监测肾功能;必要时换药
NVP	超敏性皮疹、腹痛、肝功损伤	不良反应严重时停药

参考文献

[1] Mugo NR,Kiehlbauch JA,Nguti R,et al. Effect of human immunodeficiency virus-1 infection on treatment outcome of acute salpingitis[J]. Obstet Gynecol,2006(4):807-812.

[2] 国家人口计生委科技司. 孕前优生:体格检查指南[M]. 北京:中国人口出版社,2010.

[3] 中华医学会妇产科学分会产科学组. 孕前和孕期保健指南(2018)[J].中华妇产科杂志,2018,53(1):7-13.

[4] Ochsendorf FR. Sexually transmitted infections impact on male fertility[J]. Andrologia,2008,2:72-75.

[5] Ethics Committee of the American Society for Reproductive

Medicine. Human immunodeficiency virus and infertility treatment［J］. Fertil Steril,2004(82):S228-S231.

［6］British HIV Association guidelines for the management of HIV in pregnancy and postpartum 2018［J］. HIV Medicine,2019,20:s2-s85.

［7］中华医学会感染病学分会艾滋病丙型肝炎学组,中国疾病预防控制中心. 中国艾滋病诊疗指南(2018 版)［J］.中华临床感染病杂志,2018,11(6):411-432.

［8］张丽君,王爱玲,张生福. HIV 阳性孕产妇全程管理专家共识［J］.中国艾滋病性病,2013,19(12):905-906.

［9］谢幸,孔北华,段涛.妇产科学［M］.9 版.北京:人民卫生出版社,2018:116-122.

九、母婴阻断的儿童照护

1. 儿童可能通过什么途径感染 HIV

儿童感染 HIV 主要为母婴传播途径感染。所有 HIV 感染孕产妇在孕期和孕后采取综合措施进行母婴阻断,即可阻止病毒传染给孩子。

2. 什么是母婴阻断

母婴阻断是指在患艾滋病的母亲怀孕后,进行孕期用药,孩子出生后给予抗病毒药物,采取产科干预及人工喂养等综合阻断措施,阻止病毒从母亲传染给孩子。

3. 母婴阻断护理内容包括哪些

　　艾滋病母婴阻断后的婴幼儿,应该获得整体、全面的护理与关照。护理内容包括监护人管理、服药管理、随访监测、症状护理、意外伤害的防范、社会心理支持、免疫接种等方面的服务。医护人员及监护人除了安排、实施好各项护理计划之外,还应重视安排好孩子的生活,适当的户外活动,增强体质,保证孩子的安全和舒适。

4. 怎样做好监护人的管理

　　监护人的管理重点是依从性管理。影响儿童抗病毒阻断治疗依从性的因素包括:患儿年龄、监护人与患儿的关系、药物口味、服药方案的复杂程度、监护人的 HIV 相关知识、监护人的心理状况和医学需求等。所以抗病毒药物阻断治疗前家长及监护人必须从医护人员那儿得到充分的告知,如艾滋病有关知识,治疗的重要性、必要性,抗病毒治疗方案,抗病毒药物和严格依从性的必要性的信息,如何面对可能产生的不良反应,以及护理孩子时的防护措施,家长或监护人要基本掌握相关知识,解除因知识缺乏导致的恐惧心理,才能很好地配合治疗及护理,应做到和保证服药依从性达到 95% 以上,才能达到阻断成功的结果。家长或监护人确定已掌握了有关知识,做好了给孩子服药的准备,则签署治疗知情同意书,按医生制订的合理的服药计划遵照执行。

5. 怎样做好感染儿童的服药管理

由于抗病毒药物口感较差,幼儿很容易将其吐出,常需采用一些方法,如为液体药物,可以加一点糖或果汁,或加在乳汁中;固体药物可以将药片研成碎末,拌入果泥或者奶粉中,让宝宝在不知不觉中吃下去,但不管怎样,都必须保证剂量准确。

(1) 对于新生儿及小婴儿,喂服药物用具包括奶嘴、喂药器或小勺、注射器(去除针头)。可将药液放置在奶嘴中,通过新生儿的吸吮动作将少量药液吸入口中,待吞咽后将奶嘴取出。喂药姿势应采取头高脚低位,最好将新生儿抱在怀里,保持头高脚低位,待新生儿吞咽药半小时后再将其平卧。

(2) 对于大一些的孩子,鼓励、赞赏是非常有效的,可以给孩子一块糖或一杯果汁,迎合他 / 她的意愿看动画片,哄其乖乖地把药服下。

(3) 喂药频次采用少量分次服用,以减少呕吐发生。孩子若在吃药 1 小时内发生呕吐,吃进去的药来不及被身体吸收,应该马上补吃一剂,并观察 1 个小时。发现忘记吃药,更应马上补吃,但如果超过 2 个小时,就不再补吃了,等到下次正常吃药时再正常服用,但切记:不能再补吃漏服的药,即后一次不能把两次的药量一并吃掉。

6. 如何做好随访监测,及时发现不良反应

抗病毒药物可能会带来一系列不良反应,如骨髓毒性、外周神经炎、肌病、肝损害、超敏反应、胃肠道反应等。因此,在孩

子接受抗病毒阻断治疗期间,对患儿药物不良反应的观察及护理具有特别重要的意义,可以确保抗病毒阻断治疗质量。所以要定期随访,监测症状体征和各种艾滋病相关化验指标,解决出现的医疗问题。

7. 儿童常见疾病症状如何护理

在母婴阻断的儿童居家照看护理中,常见疾病症状护理至关重要。应认真评估儿童的基本情况并制订相应的护理计划及措施,给予对症照护。

(1)宝宝发热了可以吃退热药吗?持续高热不退怎么办?

考虑患儿的安全性,尽量少使用药物降温,尽可能采用物理降温法。如散包、冰贴外敷额头、温水擦浴等。使用物理降温后半小时注意监测体温。持续高热不退时可遵医嘱给予退热药。给予降温后患儿出汗较多,鼓励患儿多饮用水,要及时擦干并更换衣服,保持皮肤清洁,使患儿舒适。

(2)宝宝发生腹泻时怎么喂养?护理上应该注意些什么?"臀红"怎么处理?

家长应给予患儿流质饮食,不宜饮用牛奶、含有乳糖的乳制品、咖啡、茶和可乐等,忌吃高脂肪、油腻、糖分高的食物。可予口服补液盐或米汤中加少许盐随时饮用,必要时根据医嘱适当补液。注意手卫生、奶具、餐具消毒。注意肛周皮肤的护理,便后用温水清洗,并涂护臀霜,动作轻柔,防止大便次数的增多而造成皮肤臀红或皮肤开裂。

(3)宝宝咳嗽怎么护理?什么时候需要吸氧?咳嗽时出现

呕吐怎么办?

应观察咳嗽的频率以及是否伴有咳痰、发热及呼吸困难等症状,观察痰液形状及量。遵医嘱给予化痰止咳药、超声雾化治疗,定时给予翻身拍背,不会吐痰的幼儿要及时清除口腔的痰液,避免窒息。如有呼吸困难,可给予低流量吸氧,症状较重时,可抬高幼儿头部及上半身或坐起,以助其呼吸,可给其喜爱的玩具,分散其注意力,尽量让幼儿放松,以达到改善呼吸目的。咳嗽出现呕吐时应采取坐位或侧卧位,头偏向一侧,防止误吸,密切观察病情变化。

(4) 抗病毒药会引起宝宝皮疹吗? 出现皮疹怎么护理?

部分服抗病毒药的幼儿会出皮疹,皮疹多为轻、中度斑丘疹,位于颜面和躯干部,伴有瘙痒。大多表现为自限性。出现皮疹时,应该用温水洗澡,不要用香皂或沐浴乳,尽量穿宽松的棉质衣服,保持皮肤清洁,避免阳光直射等,遵医嘱给予外用药物或抗组胺药物。

8. 日常生活中如何防范意外伤害

意外伤害已成为危害儿童生命的一大"隐形杀手",加强幼儿安全保障、避免意外伤害,需要家庭、社会共同努力。目前,儿童意外伤害已成为我国 0~14 岁儿童死亡的主要原因,占儿童死因总数的 26.1%,而且每年以 7%~10% 的速度增加,如异物吸入、溺水等。儿童监护人及家庭应向医护人员咨询预防和急救的专业知识,加强预防及儿童看护相关知识学习。如最常见的异物吸入的紧急处置:当异物进入气管时,卡在喉部或大气道,出现严重呼吸困难、紫绀,可采取海姆立克急救法:对于 3 岁以下的小孩,家长应一手捏住孩子颧骨两侧,手臂贴着孩子前胸,另一只手托住其后颈部,在背上拍 1~5 次;或者坐位时在身后双臂环抱孩子,用掌或拳紧压脐上胸下部,动作迅猛,使异物冲出气道。

9. 孩子会存在心理问题吗,家长可以向医护人员 寻求社会心理支持吗

　　在 HIV 感染的群体中,始终存在着心理问题,儿童也不例外。对于阻断失败,感染儿童而言,智力与情感都尚未成熟,所造成的影响也许比成人更严重。艾滋病儿童的内心自始至终都会承受着多方面的压力,如社会歧视、生活困难带来的压力、父母离世所带来的悲伤、面对同龄儿童所产生的自卑感等。患儿会产生压抑、愤怒、害怕、孤独等心理问题,表现出抑郁、焦虑、恐惧、自卑、痛苦、悲伤、绝望等情绪。所有这些,会在很大程度上降低他们的生活质量,降低社会适应。在接触中要注意与幼儿说话的语速、语气、音调、注意说话时的神态、姿势和讲话的内容,创造一种人文互动式照护模式,让幼儿感到人与人接触很平易近人,可作为被信赖的朋友,以减轻幼儿的心理压力。HIV 感染的孩子由于疾病和被他人排斥,大部分时间待在家里,家长可以向医护人员求助,寻求帮助。

10. HIV 母婴阻断的儿童可以和其他孩子一样 进行预防接种吗

　　HIV 母婴阻断的儿童由于免疫缺陷,比健康孩子更易患某

些常见病,需要预防免疫接种给予及时的保护。免疫接种对于感染 HIV 的儿童来说非常必要,同时也应十分谨慎。感染了 HIV 或患了艾滋病的婴幼儿应尽早开始按照国家计划免疫程序进行疫苗接种,但应适当调整免疫接种程序。我国规定,HIV 暴露或感染的婴幼儿也应该接受常规计划免疫。注意,活疫苗在严重免疫抑制者中的应用,可能导致较高风险,应避免接种。灭活疫苗可进行常规接种。

十、艾滋病个人防护与家庭内清洁

1. 与 HIV 感染者 /AIDS 患者共同生活会被传染吗

不会。明确 HIV 的特性和传播途径,认识到 HIV 不会通过日常生活接触传播,只要阻断其传播途径是可以预防的。美国一家医院的调查报告证实,没有发现因与感染者共同生活,但无性交的家庭成员被 HIV 感染的例子。类似的报告也反映了与 HIV 感染者 /AIDS 患者共同生活、学习、就业、就餐、社交的安全性。

2. 如何切断艾滋病性传播途径

性传播是我国艾滋病传播的主要途径。因此,大家要对艾滋病经性途径传播有正确的认识,做到洁身自爱,不要有多性伴无保护的性行为,这是拒绝感染艾滋病的最简单的措施。夫妻一方感染了HIV,提倡安全性生活,使用安全套。

3. 使用安全套能够预防艾滋病吗

安全套作为预防艾滋病与性病的工具,其效果已为无数预防实践所证实。正确使用安全套不仅可以避免怀孕,还可以预防性病和艾滋病。安全套是预防艾滋病很有效的措施。提倡使用安全套后,乌干达孕妇HIV的感染率从1990—1993年的21%下降至1995年的15%;泰国军人的HIV感染率从原有3.7%,1995年下降至2.4%。

4. 静脉吸毒对于艾滋病感染有哪些影响

静脉吸毒共用针具,可以造成血源性疾病的传播。因此,禁止以任何方式吸毒,特别是不能共用注射针具或使用未消毒的注射针具静脉注射毒品。

5. 为什么要禁止卖血,并提倡参加无偿献血

提倡参加无偿献血,不可到非法的地下采血点去卖血;避免使用不安全的血液和血液制品,不轻易接受输血和血制品,如必须使用,应要求医院提供经HIV检测合格的血液和血制品。

供输血用的血液应经过 HIV 抗体检测。

6. 为什么要规范管理注射器

　　医院和防疫部门应尽可能使用一次性注射器或对注射器进行严格消毒。针灸治疗用针也须经严格消毒。避免使用未消毒的器械拔牙和其他侵入人体的操作,所用医疗器械必须严格消毒,不去消毒不严格的非正规医疗机构或其他场所打针、拔牙、穿耳孔、纹身、纹眉、针灸或手术;不与他人共用针头、针管、纱布、药棉等用具,尤其是注射用针,要做到一人一针一管;避免在日常救护时沾上受伤者的血液。家庭中使用过的注射器,要放入广口硬塑料瓶中,不要让家人接触注射器,防止他人捡拾、玩耍而发生刺伤。

7. 家庭生活中有 HIV 感染者时应注意哪些

　　不与他人共用可能损伤皮肤黏膜的用具,如牙刷、刮脸刀和电动剃须刀等。如果照顾者手上有创伤、皮肤病(包括湿疹、皮炎等)时,最好不要徒手去照顾感染者。照顾者接触感染者的分泌物、排泄物等的物品时要戴橡胶手套,当环境被污染时应及时消毒。患者或感染者的衣物勿与家人衣物相混,应分开洗涤。有血液或排泄物污染的衣物应先消毒,再洗涤。月经期使用的卫生巾、阴道内棉条、手纸以及伤口用过的污染纱布、敷料,应使用 10% 含氯消毒剂浸泡后放入双层垃圾袋内,再丢弃。

8. 一般日常生活接触会感染艾滋病病毒吗

一般日常生活接触不会感染 HIV,不会传播艾滋病。例如以下几种情况。

(1) 与 HIV 感染者握手、拥抱、抚摸、礼节性接吻。

(2) 与 HIV 感染者一起吃饭、喝饮料以及共用碗筷、杯子。

(3) 与 HIV 感染者一起使用公共设施:厕所、游泳池、公共浴池、电话、公共汽车等。

(4) 与 HIV 感染者一起居住、劳动、共用劳动工具、购物、使用钞票。

9. 艾滋病家庭需要使用消毒剂消毒吗

艾滋病不能通过日常的生活接触而传染。故对其周围物品或环境日常进行清洁即可,不必进行特别的消毒。当物品被他们的血液或体液污染时,必须认真消毒。

(1) **药剂消毒**

1) 含氯消毒剂中常用的为次氯酸钠。其他含氯消毒剂亦可使用。消毒剂含有效氯 2 000mg/L 消毒剂,处理 10~30 分钟即可达到一般的消毒目的,遇有患者血液体液时可使用含有效氯 5 000mg/L 的消毒剂进行消毒。

2) 碘伏消毒剂可用于物品表面的消毒。含有效碘 50~150/ppm 的溶液作用 10~30 分钟即可。

3) 75% 的乙醇(酒精)可用于手的消毒,作用 10 分钟即可。

(2) **热消毒**:HIV 对干燥和热敏感,因此高温可以灭活 HIV。

经过 56℃条件下作用 30 分钟,或 100℃作用(如煮沸)20 分钟可以消灭 HIV。

家中有 HIV 感染者 /AIDS 患者,无疑会给家庭带来许多不便。理解、同情、帮助,并积极地采取一些可能的心理支持,也有助于缓和家庭内部矛盾。如患者、感染者出现精神失常,不能保持环境卫生、拒绝与家人合作时,应将其送往医院进行治疗。做好家庭基础护理和健康指导,可有效地帮助、改善患者的健康和器官功能的恢复。

十一、学习工作与旅行

1. 青年人感染后常遇到哪些问题

青年人(15~24 岁)由于其生理、心理特点,处于性活跃期又存在着"知行"分离的特征,成为艾滋病、性传播疾病等威胁的主要群体。患病后的青年学生,在面对疾病的冲击常常会出现不知所措、茫然、愤怒、不相信阳性结果等反应,而艾滋病所引发的羞辱和担心病情暴露带来的负性情绪,也让青年 HIV 感染者选择沉默、不告知家人或者慌乱下告知多人,对于自己及早就医、继续上学、家庭生活等带来了障碍与挑战。有一点需要明确,艾滋病经过规范抗病毒治疗,患者身体可以与没有感染 HIV 的人一样,所以不要让 HIV 成为患者选择上学、就业、婚姻的障碍。

2. 感染后能不能继续上学

答案是坚持继续上学。《艾滋病防治条例》第三条明确规定：任何单位和个人不得歧视艾滋病病毒感染者、艾滋病病人及其家属。艾滋病病毒感染者、艾滋病病人及其家属享有的婚姻、就业、就医、入学等合法权益受法律保护。有了国家法律的保护,感染艾滋病的青年学生更要珍惜学习机会,提升自己适应社会知识结构与能力,为未来就业打下良好的基础。

3. 感染后需不需要告知老师或同学

答案是慎重。感染艾滋病后,我们通常鼓励患者尽可能选择一位自己信任的家人或朋友进行告知,这种评估是依据自己平日对于告知对象的了解,比如你们之间关系的亲密程度、他/她有无背叛或欺骗你的情况、你们有没有共同经历过大的事件、有无共同保守秘密或事件的经历、告知对象情绪以及为人如何等。我们曾经碰到过学生将自己的感染情况告诉了自己信任的班主任,班主任接受学生患病情况,并且在学生最初 3 个月频繁到医院就诊时给予照顾。如果是同学关系,我们通常不太建议,虽然你可能认为这个同学已经是最亲近的朋友,但由于青少年生理、心理还发育不太成熟,建议还需再多一些时间的沉淀。

4. 感染后能否出国留学

答案是确定的。任何时候都不要因为体内有 HIV 而停止追逐自己的梦想。如果你有出国留学的打算,尽可能做些准备,如阅读学校相关条例和留学国家的治疗政策;发邮件联系学院老师,院系是否可以允许 HIV 阳性者入学(通常是可以的),对于后续治疗有无意见或保障等。目前,在北京红丝带之家已经有很多优秀的青年学生成功出国留学并取得相应的学位。在2020 年新型冠状病毒肺炎疫情期间,部分同学还当起异国红丝带之家的志愿者,帮助滞留国外的患者进行借药服务。

5. 在集体生活中如何按时按点吃药

答案是"以万变应万变"。住宿、军训、游学甚至是集体短程旅行,都成为摆在青年感染者面前的小挑战。按时按点可以通过手机闹钟或者多年修炼成的生物闹钟来监测提醒,但要把珍贵的药物放到嘴里,确实需要设计一下:一是触手可及。最好随身小包装携带药,避免把自己陷入暂时无药可吃的境地。二是泰然自若。面对身边小伙伴的好奇目光或者关切的询问,你需要事前准备个说辞,如复合维生素等保健品。如果是新吃药的小伙伴,最好自己做个"角色扮演"自问自答一下,以确保自己能够顺利应对突发状况。

6. 感染艾滋病后是否可以工作

答案是可以。个人在选择自己的职业时,只要具备该职业所要求的素养、能在组织中起实质作用、对组织有实际影响等客观条件,均有权通过竞争获取职位。就业权是每个公民的权利,与感染 HIV 与否无关。但我们需要了解,每个职业所需要的内容与要求,如果没有法律的明确限制,感染者就可以竞争自己喜爱且可以胜任的工作岗位。

7. HIV 感染者 /AIDS 患者可以就业吗

答案是可以。2006 年我国在《中华人民共和国传染病防治法》的基础上颁布了《艾滋病防治条例》,2017 年国务院办公厅印发《中国遏制与防治艾滋病"十三五"行动计划》规范了 AIDS 患者的防治和权益保护。AIDS 患者的就业受自身、家庭和社会多方面的影响。有调查显示,有 83.11% 的人认为 HIV 感染者应该和其他人享有相同的就业权。但也有调查显示,35%~41% 的 HIV 感染者仍会受到就业歧视。

8. 什么叫作就业歧视

就业歧视是指 HIV 感染者和 AIDS 患者在求职和 / 或工作过程中发生的歧视行为。表现为因患病而被辞退或调离原来岗位;或者因为艾滋病感染状况而丧失晋升职位、限制工作场所、限定工作时间与内容等。也有患者因迫于曝光等压力而辞职等。

9. 入职体检内容包括 HIV 吗

目前我国入职体检没有全面要求纳入 HIV 抗体检测。已知的《中华人民共和国公务员录用体检通用标准(试行)》《中华人民共和国教师资格条例实施办法》和《中华人民共和国公安机关录用人民警察体检项目和标准》对于 HIV 抗体检测阳性有要求,显示阳性就是为不合格项。其他的岗位没有明确要求

HIV 阳性者不能入职。

10. 感染者可以乘坐公共交通工具旅行吗

答案是可以的。单纯地使用任何公共交通工具如火车、汽车、飞机或者轮船,感染 HIV 的人都不会引起乘坐同一交通工具的其他人感染 HIV。

11. 感染者可以做核酸检测吗,会泄露 HIV 的情况吗

答案是可以放心做核酸检测,不会泄露自己 HIV 感染情况。首先虽然大家在做艾滋病检测的时候也会听到"核酸检测",但这是两个完全不同的检测,做新型冠状病毒病毒核酸检测不会同时查 HIV 的感染情况,所以不要担心。目前咽拭子 / 鼻试新型冠状病毒病毒核酸检测是公认诊断新型冠状病毒肺炎最可靠的方法。

12. 境外旅行有限制吗

2019 年 6 月,联合国艾滋病联合规划署和联合国开发计划署共同敦促各国信守在 2016 年关于终结艾滋病的政治承诺,消除对 HIV 感染者一切形式的旅行限制。然而到 2019 年,全世界仍大约 48 个国家和领地保留了某种形式的与 HIV 有关的旅行限制。联合国艾滋病联合规划署认为,基于感染事实或猜测的旅行限制本身是一种歧视,同时也阻碍人们获得艾滋病的相关服务,进而扩大了羞辱和歧视。

因此,感染者在制定出国旅行计划时,除了要备好足够药品(多预备1个月比较好,以防止遇到突发情况)、购买相关保险、注射好预防疫苗之外,还要提前了解旅行国家有无旅行限制,具体可以登录 www.hivtravel.org 了解,或者咨询大使馆。

13. 时差不同,服药时间还需要调整吗

答案是根据旅行长短而定。如果只是短暂出国,自己也可以克服时差问题,那么就按照国内时间进行服药。如果是出差或者短期在国外居住,建议一次性将服药时间按照国外时间更改过来(比如一直习惯晚上9点服药,那么到了目的地国家也在晚上9点进行服药,这样过渡比较容易帮助你保持依从性)。在这个期间,不可擅自停止或间断性服药,以免引发药物耐药和治疗失败。

14. 旅行中应注意哪些意外伤害的发生

近年来,旅行安全和意外伤害越来越引发大家的关注。对于感染者而言,更要做好提前的准备,所以建议提前看看出发城市有无可以就医的医院或者咨询一下社区里的小伙伴,旅行地区医院对于感染者出现医疗问题能否进行妥善解决。

有研究显示,旅行中有54%的人有过伤病,5%的人遇到事故或伤害。世界卫生组织已经把意外伤害列为现代人类健康面临的严重挑战之一。对于国内而言,祖国幅员辽阔,尽管意外伤害种类排序不同,但仍以机动车交通事故列第1位。感染者由于长期服用抗病毒药物,如替诺福韦会造成骨密度降低,因此一定要注意保护自己,防止骨折等意外发生。大家出行一定要"开

开心心游玩,安安全全回家",做好前期准备,有风险意识,随身带好药品与医疗包。

十二、预防性传播疾病

1. 性病与艾滋病是不是一回事

性病与艾滋病有着密切的联系,表现在两者的传播途径相似,都是以性接触为主要传播途径。两者的预防措施(如使用安全套)也相同。感染了性病,可增加感染艾滋病的危险性,促进其传播。有效控制性病是预防艾滋病的重要手段。反之,若被HIV感染的性病患者的性病症状较难治愈,结果会增加性病、艾滋病传播的危险。

由此可见,性病与艾滋病密不可分,但是,两者不能混为一谈。另外,有的患者认为得了性病后会转变为艾滋病,这也是不正确的。

2. 性病是怎样传染的

在人们的性活动中,无保护的性交方式和频繁交换性伴是容易感染性病。性病主要通过以下4条途径传播。

(1)性接触传播:性病主要是通过性接触传播,其中性交是最主要的传播途径,由于性交时双方身体皮肤、黏膜之间发生频繁而密切的接触,在适宜的温度和湿度的条件下病原菌易于传播给对方,若对方有局部的炎症或破损传染性会更高。由于生理解剖部位原因,女性比男性更容易得性病,男性的包皮过长也是感染性病的一个主要因素。其他方式的性交如口交、肛交等,也可以使病原菌相互传播。

（2）间接接触传播:在日常生活中,通过接触性病患者分泌物污染的衣物、便器、浴具等而被感染性病。

（3）血源传播:艾滋病、梅毒等均可通过输血或血制品、移植器官传播,静脉吸毒人员共用注射器等传播。

（4）母婴传播

1）胎内感染:梅毒螺旋体、HIV 和单纯疱疹病毒等可通过胎盘传染胎儿,造成胎内感染。梅毒经胎盘感染可引起流产、早产、死胎,即便婴儿存活,也常出现畸形、智力低下等疾病。单纯疱疹病毒宫内感染可引起胎儿死亡、流产、畸形、脑炎、宫内发育迟缓、先天性心脏病等。

2）产道感染:一些性传播疾病虽然不能经胎盘传染,但胎儿通过产道时,可以发生感染,如新生儿淋菌性眼炎、衣原体性结膜炎、新生儿肺炎等。产妇临产时患有生殖器疱疹或尖锐湿疣、HIV 感染可通过产道感染。

3. 性病必须有过性接触才会感染吗

不一定。有少数患者可以经过母婴、血液及污染的生活用具而感染,与性接触无关。孕妇患有梅毒或艾滋病时,可通过胎盘感染胎儿;孕妇得其他性病如淋病、尖锐湿疣,新生儿出生通过产道时,可以被感染上。性病也可能通过使用被病原体污染的血液、注射器等感染。在极少数情况下,性病可以通过破损的皮肤黏膜接触污染的生活用品,如马桶圈、浴巾、被褥等感染。但一般日常接触如握手、拥抱、一起进食等是不会感染的。

4. 性接触时感染性病的概率是多少

各种性病有不同的感染概率,就一般的阴道性交而言,淋病的传播概率约为 50%,衣原体感染约为 20%,软下疳约为 80%,艾滋病约为 0.1%。男女之间的感染概率也因其泌尿生殖道的各自特点而情况迥异。如淋病在一次性接触中,男性患者传给健康女性的概率为 60%,而女性患者传给健康男性的概率为 30%。

通过正确使用安全套,可以大大降低性病的传播概率。由此可见,性交传播性病的概率不可一概而论,既取决于性病的种类、性别差异,又要考虑性交的方式,是否使用安全套等。对总体而言,我们可以大致说出通过性接触感染性病的概率,但对个体而言,偶然一次无保护而被感染的可能性则是 0 或 100%。

5. 在泳池游泳会不会得性病

游泳池水因水温较低,并含有漂白粉等消毒剂,不适合淋球菌、梅毒螺旋体等性病病原体存活。另外,即使在游泳池水中含有病原体,也被大量的池水稀释,很难达到感染所需的数量。因此,一般来说通过在游泳池游泳感染性病的可能性不大。但是,使用公用浴巾、浴盆、游泳衣等均有感染性病的可能。此外,有的游泳池消毒制度不严格或根本不消毒,也可能会传染其他疾病。外出游泳应到卫生条件和管理较好的游泳池去,并注意个人卫生,自带毛巾、游泳衣裤等,以防止感染。

6. 洗桑拿会不会得性病

桑拿房中的温度很高,性病病原体在其中很快会失去活性,因此桑拿房中不太可能传染性病。不过,现在有些桑拿房会为顾客提供内裤及毛巾,如果提供的这些物品并非一次性使用,且未进行消毒或消毒不严格,就有传染性病的危险。

7. 在外住旅馆会不会得性病

有人担心,在外住旅馆会不会因为坐便器、床单、毛巾等消毒不严而感染性病。有的性病确有可能通过这些途径传染。梅毒螺旋体在潮湿的毛巾和物品上可存活几个小时,淋球菌在潮湿的毛巾、衣物上可存活 10~24 小时,在坐便器上也可存活数小时。因此,如果坐便器、毛巾等刚刚被性病患者使用过,患者带有病原体的尿液、分泌物等污染了这些物品,健康人接着使用,就有可能被间接传染。不过,这种传染的机会毕竟非常少见。现在的正规旅馆都有相应的消毒措施,因此,无需过于担心。但如果是非正规的旅馆,消毒措施不严格,或者使用公共厕所的坐便器,则需要提高警惕,采取必要的防范措施,如尽量用蹲式便器;如只能用坐便器,可事先在马桶圈上垫上卫生纸,便后弃去;不使用别人用过的毛巾、浴盆等。

8. 性病有哪些危害

影响身体健康,如治疗不及时、不彻底可造成各种并发症、后遗症。如梅毒,晚期梅毒可影响骨骼、神经和心血管系统,产生骨损害、梅毒性心脏病等,孕妇还可传染胎儿,造成流产、死产等。淋病、非淋菌性尿道(宫颈)炎不彻底治愈,男性可引起附睾炎、精索炎、输精管阻塞,导致不育;女性可引起盆腔炎、输卵管炎、输卵管阻塞,导致宫外孕、流产、不育等。艾滋病目前尚无彻底治愈的办法,病死率也很高。此外,性病对人们心理上的创伤较大,尤其是在受到来自家庭、社会各方面压力、歧视、恐吓后,有时产生较重心理负担,影响正常的工作、生活,甚至使人丧失了生活信心。

9. 如何预防性病

(1) 避免多性伴、杜绝不安全性行为是从源头预防控制性传播疾病的重要措施。

(2) 正确使用安全套,可以预防、降低感染和传播性病的风险。

(3) 阴道灌洗、体外射精、泛用抗生素、局部涂抹药物等做法不能有效预防性传播疾病。

(4) 早发现,及时正规治疗,多数性传播疾病能够得到控制和临床治愈,有效减少后遗症及并发症的发生。

(5) 出现尿道分泌物、白带异常、皮疹、生殖器破溃、水疱等性传播疾病可疑症状,应及时到正规医疗机构进行检查。

（6）多性伴者、高危行为者，应定期进行医学检查。

（7）家庭里如有性病患者，应作好家庭内部的清洁卫生，保护家人尤其是女孩避免感染。如勤晒洗被褥，患者内衣裤不要和小孩的混在一起洗，大人、小孩分床睡，分开使用浴盆，马桶圈每天擦洗等。

（8）感染性传播疾病后，应尽早告知性伴到正规医疗机构接受检查，避免造成相互感染。

（9）性病治疗期间应遵医嘱，期间不要随意停药、改变药物种类或增减药物剂量，避免产生耐药，延误病情。

（10）治疗后应按要求定期复查和接受随访，以观察治疗效果，减少并发症、后遗症的发生，及早恢复健康。

（11）人体感染性病后不会产生终身免疫，可再次感染，因此患者治愈后需改变不良行为，保持健康的生活方式。

（12）性病患者如果考虑结婚、怀孕等，最好等到完全治愈后，身体恢复一段时间较为理想。

10. 安全套可以预防性病吗

安全套可提供一种物理屏障，避免直接接触性伴的体液或血液，可有效降低性病和艾滋病传播的危险性。但不正确使用或不坚持使用安全套，可使其预防效果大大降低。临床上常有性病患者自述使用安全套还得了性病，仔细追问后，原来是有时用、有时不用，甚至发生过安全套滑脱、破裂，也有的是在射精前才戴，这些不正确的做法都存在着感染的风险。

11. 性接触后服抗生素可预防性病吗

有人认为,性接触后只要服用抗生素,或者定期使用抗生素(有人每月打一针青霉素,还有人定期吃红霉素或外用抗生素药膏)就可以预防性病。这种做法是错误的,甚至是有害的。

首先,性病的种类多,不可能有哪种抗生素对所有的性病都有效。病毒引起的性病(生殖器疱疹和尖锐湿疣)使用抗生素根本无效。其次,即使是细菌引起的性病,抗生素对其有效,但是,如果是为了预防的目的,用哪种抗生素、剂量多少,都没有严格的论证。若自己随便用药,不仅不能杀灭病菌,反而会诱导病菌对抗生素的耐药性,使得以后的治疗更加麻烦。最后,性交后使用抗生素,万一感染了性病,所使用的抗生素反而会掩盖症状,妨碍诊断,导致贻误病情。

12. 怀疑自己得了性病该怎么办

由于社会上常把性病与道德联系在一起,所以,有些人怀疑自己得性病后心理负担较重,讳疾忌医,不敢到医院检查,悄悄到街头巷尾找游医或自己查书、买药治疗,结果不仅白花很多钱,还贻误病情、产生耐药、并发症、后遗症等恶果,造成终身遗憾。因此,如怀疑自己感染性病,一定要到正规医院的皮肤性病科、泌尿科或妇产科进行检查、治疗。并如实向医生反映病史,以帮助医生做出正确的诊断。

13. 怎样知道自己是否感染性病

　　感染了性病病原体,有的人有明显的症状表现,但是也有的人没有任何表现。这些症状提示可能感染了性病:如男性尿道有分泌物、阴囊肿大;女性阴道分泌物异常(分泌量增多、颜色发黄、有异味、脓性或血性等);生殖器部位出现赘生物;腹股沟淋巴结肿大;全身出现不痛不痒的对称分布的斑疹,尤其是在手心、足底出现这样的皮疹。有不安全性行为史,目前有或没有上述可疑症状者或者性伴侣有性病或怀疑有性病者,需要到医院进行检查,做出准确的诊断。

14. 性病能不能治好

　　性病有很多种,有的容易治好,有的不容易治好。通常,我们将由细菌、衣原体、支原体、螺旋体等病原体引起的性病称为可治愈的性病,如淋病、非淋菌性尿道炎、梅毒(早期梅毒)、软下疳等。这些性病通过使用合适的抗生素治疗,均可达到临床和病原学治愈。

　　另外一类由病毒引起的性病称为不可治愈的性病,如生殖器疱疹、尖锐湿疣。但这里所说的"不可治愈"指的是不能达到病原学治愈,这些疾病通过治疗可以达到临床治愈。目前的抗病毒药物对引起这些性病的病毒一般只能起抑制作用,尚无法彻底清除,因此感染了这些性病后,虽然可以达到临床治愈,但是病毒仍可能潜伏在人体中,这就是为什么部分患者生殖器疱疹或尖锐湿疣容易复发的缘故。不过,人体对这些病毒可逐渐产生较强的免疫能力,对病毒起限制的作用而对人体不再具有危害。

15. 什么是尖锐湿疣

尖锐湿疣又称生殖器疣或性病疣,是由一种叫做人乳头瘤病毒感染所引起的较常见的性传播疾病。近年来由于其发病率的增加,跃居我国性传播疾病的前 3 位而日益受到人们的关注。尖锐湿疣主要通过性接触传播。据统计,70% 的患者通过性接触而传染,少数通过生活接触或接触患者所污染的生活用品(如共用马桶坐圈、浴盆、浴巾、内裤等)而造成感染,新生儿在出生时经过有尖锐湿疣产道或出生后与母亲密切接触也可感染。

16. 与尖锐湿疣感染者接吻、握手、先后坐同一座位是否会被传染

一般说是不会造成传染的。原因是引起尖锐湿疣的人乳头瘤病毒在湿热的环境中容易生存,病原体若离开了温暖又湿润的环境,大多会很快死亡。性伴之间有直接的性接触,是感染病毒的重要条件。不经性行为,而是经间接接触而感染上尖锐湿疣,这种情况非常少见。如果发生,也是有一定条件的,比如穿患者刚穿过且没有清洗的内裤,与患者共用清洁下身的湿毛巾等。一般的生活接触是不会传染的。

17. 尖锐湿疣治疗后多长时间不复发才算彻底治愈

一般来说,尖锐湿疣复发最常出现于治疗后 3 个月内,随着

时间的延长,患者传染性降低,复发的可能性亦降低。患者经治疗后 6 个月不复发,就算临床治愈了。治疗后 1 年不复发,其复发的可能性极小,传染的可能性也极小。

18. 尖锐湿疣为什么容易复发

病毒感染后,会在皮肤黏膜的细胞中生长、繁殖,有的会长成赘生物,这是能够看到的。但有的却潜伏在体内。目前的治疗方法只能去除长出的赘生物以及它下方的部分组织,并不能完全彻底清除更下方基底部的病毒。这些潜伏的病毒在适宜的条件下,可以死灰复燃,形成新的赘生物。因此,尖锐湿疣治疗后少数患者容易复发。尖锐湿疣的复发有一定的促发因素。一方面,复发与机体的免疫力及抵抗力有关,免疫力下降时,尖锐湿疣容易复发;另一方面,如果局部潮湿、有炎症及分泌物增多、妊娠、包皮过长、痔疮、合并其他性病感染等情况下,尖锐湿疣均有复发的可能性。

19. 感染淋病有哪些表现

淋病是由淋病双球菌引起的以泌尿生殖系统化脓性感染为主要表现的性病,是目前常见的性病之一。男性感染淋球菌后,常发生淋菌性尿道炎,潜伏期为 3~5 天,表现为尿道脓性分泌物和尿痛等,可并发附睾炎、精囊炎等;女性感染淋球菌后,常发生淋菌性宫颈炎,临床表现不明显或只是出现阴道脓性分泌物,可并发盆腔炎。男女两性均可发生淋菌性直肠炎、咽炎、结膜炎等。大观霉素和头孢曲松等抗生素治疗有效。

20. 梅毒是怎么回事

梅毒是由梅毒螺旋体感染所引起的一种慢性性传播疾病,可引起全身多系统的病变。其临床表现复杂,根据传染途径的不同可分为获得性(后天)梅毒和胎传(先天)梅毒。根据病程可分为早期梅毒和晚期梅毒,早期梅毒又分为一期梅毒和二期梅毒,晚期梅毒又称三期梅毒,此外,尚有无明显症状的潜伏(隐性)梅毒。早期梅毒传染性大、破坏性小,经足量规则治疗可治愈;晚期梅毒传染性小,虽经治疗只能减轻机体破坏程度而难以彻底治愈。早期和晚期良性梅毒的治疗首选长效青霉素,若累及心血管和神经系统则采用大剂量水剂青霉素。

21. 梅毒治疗期间能同房吗

梅毒发现后应及早、足量、规则治疗,应尽可能避免心血管梅毒、神经梅毒及严重并发症的发生。治疗期间应禁止性生活,以避免再感染及引起性伴感染。如需同房,需全程正确使用安全套。

22. 什么是生殖器疱疹

生殖器疱疹是由单纯疱疹病毒感染所引起的生殖器皮肤黏膜疾病。临床表现为生殖器部位多发性、疼痛性小水疱、糜烂,首次感染后症状严重,但多次复发后病情较轻。该病的特点是一次发作即使不经治疗,经 1~2 周即可自行消退,但过一段时间后又会复发。临床治疗药物有阿昔洛韦、伐昔洛韦、泛昔洛韦等。

23. 感染生殖器疱疹后能否怀孕

当男性患生殖器疱疹时,如果复发频繁,病情不稳定,其配偶不宜怀孕;如果疾病复发少,且复发症状轻微,其配偶可以考虑在没有发作时怀孕,但怀孕后需注意节欲,男性应坚持使用安全套以防止将生殖器疱疹传染给配偶。在怀孕头 3 个月内,配偶若出现疱疹症状和体征时,必须考虑终止妊娠。

当女性患生殖器疱疹时,应视患病时间、疾病发作频繁程度和症状轻重来决定是否怀孕。一般来说,患病两年后,往往复发次数会减少,发作症状轻微,此时可考虑怀孕,但怀孕后必须注意定期进行产前检查,并选择恰当的分娩方式。

24. 什么是非淋菌性尿道炎

非淋菌性尿道炎是主要由沙眼衣原体感染引起的泌尿生殖道炎症性疾病,是常见的一种性病。该病也可由支原体感染所致。男性患者的潜伏期为 1~3 周,主要表现为尿道黏液性或黏液脓性分泌物,伴有尿痛或尿道不适。女性患者主要发生沙眼衣原体感染引起的宫颈炎,自觉症状多半不明显,或者仅出现阴道分泌物增多。该病的并发症有附睾炎、输卵管炎和盆腔炎等。治疗可采用多西环素、阿奇霉素、米诺环素、红霉素、四环素等。

25. 孕妇得了性病该怎么办

由于有些性病如梅毒可通过胎盘传染胎儿,有些性病如淋病、衣原体感染、尖锐湿疣、生殖器疱疹等可通过污染的产道感染新生儿,有些性病还可因妊娠加重,如尖锐湿疣由于体内激素代谢的改变、免疫功能的变化、阴道环境的变化及白带增多,可使疣体组织迅速增多、增大,甚至在1周内就会成倍增长,同时脆性增加、易出血。因此,为保证孕妇和胎儿的安全,需要及时到医院接受检查和治疗。

26. 性病治疗期间的注意事项

（1）为了尽快恢复健康,除药物治疗外,良好的情绪、营养与适当的锻炼也很重要。患者在治疗期间应注意避免饮酒及进食辛辣刺激性食物。

（2）遵照医嘱治疗十分必要,自行停药、增减药物,或找游医治疗,均会带来不良后果。

（3）尖锐湿疣和生殖器疱疹治愈后有可能会复发。但不必过分担心和忧虑,只要复发后积极治疗,注意避免劳累、感冒、酗酒等复发诱因,随着身体抵抗力的增强,多数患者复发次数会逐渐减少或不再复发。

（4）在治疗期间如遇到问题（药物反应、疗效不满意等）,应及时到正规医院进行检查、咨询。

（5）治疗后定期复查对判断疗效和预后意义重大,患者需要遵医嘱及时到医院复查。

（6）请配偶或性伴来医院检查是对自己和他人健康负责的行为,应动员他们及时到医院接受检查和治疗。

（7）为了早日康复,最好在治疗期间不要过性生活。

27. 感染性病,性伙伴需要治疗吗

只治自己、不治性伴侣是不明智的。一些性病患者在治好之后,且不再有不安全性行为的情况下,却又多次复发,就是因为他们自己治好了,却未让性伙伴治疗,结果通过性生活又多次感染同一种疾病。反复多次治疗极易产生耐药效应,使原本能很快治愈的病变成棘手的难题。因此,一旦知道自己感染了性病,为了自己和家人的安全,应当开诚布公地告诉性伴,并叮嘱对方到医院进行检查、治疗。

28. 艾滋病与性病是什么关系

患有性病的人群更易感染和传播艾滋病,所以在积极治疗性病的同时,建议在不洁性生活后 3 个月到医院进行性病咨询、检测。

艾滋病的主要传播途径是性传播,所以艾滋病和性病有着共同的传播途径和高危人群,常合并感染,性病患者要常规筛查艾滋病,感染者也需要常规筛查梅毒等性病。艾滋病和性病会相互促进传播和加快彼此病程进展。梅毒、生殖器疱疹等性病在生殖器部位形成溃疡,导致皮肤屏障破坏和局部炎性细胞浸润,促进 HIV 的入侵感染。HIV 感染后导致细胞免疫功能受损,继而导致性病的持续感染及并发症的出现。

性病合并 AIDS 患者,性病皮损常不典型。梅毒合并 AIDS 患者,一期梅毒可出现多个硬下疳皮损,二期梅毒皮损常泛发、严重,易进展为神经梅毒;尖锐湿疣合并 AIDS 患者,疣体数目

多,皮损增长迅速,常出现巨大型尖锐湿疣,治疗后易复发;生殖器疱疹合并 AIDS 患者,可出现大面积溃疡面,易复发。

HIV 感染者服用抗病毒治疗药物治疗后,即使 HIV 病毒载量转阴,发生性行为时仍建议使用安全套,以避免感染性病及耐药亚型 HIV。性病治愈后仍可以发生再感染,感染者如果有不安全性行为,建议经常筛查性病,并监测 HIV 病毒载量的变化。

(韩晶　苏叶　庞琳　刘军　吴冬玲　马晓靖

白静　史君洁)

第五章

社 会 支 持

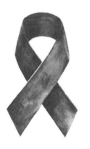

一、如何告知家人

1. 感染了艾滋病必须告诉家人吗

《艾滋病防治条例》(2019年修订)第三章第三十八条明确规定,艾滋病病毒感染者和艾滋病病人应当将自己感染或者发病的事实及时告知与其有性关系者。我们建议你告诉家人时应慎重考虑,充分考虑和评估告知后有可能的结果和要如何应对。当你告知有困难时,可以联系当地疾病预防控制或艾滋病专业人员寻求帮助,促进成功告知。

2. 告诉家人有什么好处

如果告诉家人自己感染HIV的状况,并且获得家人的理解,是有很多好处的。主要包括以下4点:一是能够更好地做好防护;二是能够得到家人的同情和照顾,如可以提醒你按时吃药、定期检测等;三是可以在经济上对你提供帮助;四是可以减轻感染者自身的心理压力,能更坦然地接受自身感染和来自家人的情绪反应。

3. 如何告知自己的爱人和性伴侣

在告知的时候应尽量采取谈心式、渗透式的方法,让对方的心情不会受到太大的刺激。如果能够顺利告知是最好不过的事情,但是在实际操作中,很多人都是难以启齿、非常纠结,甚至有人会瞻前顾后、夜不能寐。当你感到告知困难时,可以寻求专业人士的帮助,如疾病预防控制人员、医务人员等,也可以采取渐进式的方法解决这个问题,比如先说说自己身体不好、需要长期治疗、有慢性病、感染性疾病等,再逐步深入到感染了 HIV。

4. 如何选择告知自己的直系亲属

建议你告知之前先缜密地思考一下,可选择直系亲属中和自己关系比较好、心态比较好、平时接触的人比较多、头脑比较灵活、遇事处理问题比较客观的人告知,一般会比较顺利。在实际中,这样的亲属如果能够接受你被确诊的事实,在今后的生活中他会处处给你助力,能够提供给你很多的关心和照顾,起到事半功倍的作用。

5. 是否需要告知自己的旁系亲属和与自己 关系密切的朋友

你可以选择不告知,也可以在经过慎重考虑后选择性告知。如果你想告知,建议采取选择性告知的方法。如选择和自己关系好、心态好、见多识广的亲属和朋友,直接告知他或者他们。一般情况下,为了保护个人隐私,可以用善意的"谎言"回避真实的情况,甚至可以把真实的情况一直作为个人隐私保密。

6. 如何告知职场的同事及街坊邻居

对于职场的同事及街坊邻居可以选择不告知,也可以经过慎重思考后选择性告知。目前,社会上对 HIV 感染者的歧视现象还是比较严重的,这也是世界性的社会现象,短时间消除存在一定困难。能够接纳 HIV 感染者的同事较少,因此 HIV 感染者在职场上还是应该把隐私保护好,不到万不得已的时候,能不说真相尽量不说;包括自己的街坊邻居也应该如此。这样你的生活质量和工作环境就会比较轻松和温馨。一般情况下,我们不认为这是欺骗行为,应属于保护个人隐私的范畴。

7. 不想告诉家人,与家人相处应该注意什么

你的家人在正常的生活中是不会感染 HIV 的,我们建议应该和家人像以前一样相处。当然,一旦出现了外伤出血的情况,如刀割伤,应立即进行压迫止血,3~5 分钟后,消毒并用防水创可贴包好;对于较大伤口,应加压包扎并及时到医院处理。注意,不要让你的血液触碰到家人的伤口,家人协助处理伤口时也应戴好手套。对于被血液污染的物品及地面,应注意及时消毒;但被血液污染的食物,煮熟后仍可食用。

8. 不想告诉家人,和家人共同进餐时
隔离碗筷有必要吗

感染艾滋病之后,和家人在一起生活是没有任何问题的,

共同进餐也不会传染 HIV。因此,与家人共同进餐时,碗筷是没有必要分开使用的。当然,在日常生活中,注意清洁卫生十分必要。这里需要指出的是,如果有条件的话,实行"家庭用餐分餐制"是一种很好的用餐形式,分餐制可以预防通过消化道传播的疾病,如幽门螺杆菌感染;新型冠状病毒肺炎疫情期间,也提倡家庭采取分餐制,但目的不是为了预防艾滋病。

9. 能不能告诉别人我身体不好,但不说是艾滋病

可以的。从个人隐私和社会歧视的角度,你完全可以这样做。在现实生活中,有很多感染者都是这样做的。多年来,他们因为没有暴露是 HIV 感染者的身份,既保护了个人的隐私又进行了很好的治疗,能够和正常人一样的生活、工作。

10. 不想告诉家人,能和家人共用马桶吗

可以的。马桶圈上的尿液是很难接触到别人身体的。即便坐便的时候,距离马桶圈还有一定的距离,因此很难发生接触的情况。此外,尿液中的 HIV 含量极低,可以忽略不计,所以请不用担心。

11. 如何告知女朋友

按照我国目前实行的《艾滋病防治条例》(2019 年修订)和有关法律规定,如果要和女朋友结婚,就必须要把你确诊艾滋病的情况如实告知,否则要承担相应的法律责任。如果女方能够

理解,愿意继续交往并和你结婚,当然是最理想的结果。结婚以后,如果你们有生育计划,在专业医生的指导下,通过正确的受孕和母婴阻断是可以生出健康的小宝宝的。

如果向你的女朋友坦白确诊艾滋病的实情以后,女方不能接受现实,不愿意和你继续交往。请你也不要懊悔,要集中精力配合医生治疗,相信会有理解你的好姑娘和你终成眷属的。

12. 确诊了艾滋病,听说很快就会死去,该怎么和父母说

确诊艾滋病后是不会很快死去的。目前,艾滋病虽然不能治愈,但是系统的抗病毒治疗可以将艾滋病变成一个慢性病。大量的临床实践证明,只要接受正规的抗病毒治疗,按时、按量正确的服药,保持良好的服药依从性,即可以延长生命,和正常人一样工作和生活,寿命也可以接近正常人。

至于需不需要和父母说出实情,完全取决于你自己。如果你的父母年事已高,可以不告诉他们实情,免得给他们造成不必要的烦恼。

13. 离婚后和老人一起居住,要不要把感染艾滋病的情况告诉老人

这个问题完全由你个人决定。如果老人的心态好、身体也不错,可以选择告知。如果你已经接受了正规的抗病毒治疗,和老人在一起正常的生活是不会有任何问题的。建议不告知年龄较大、身体状况不好的老人,让他们好好安度晚年。

14. 在医院陪护 HIV 患者,会不会传染上艾滋病

不会。陪护患者也属于日常生活的一部分。因为你陪护患者属于正常的照料,看护患者的饮食起居是正常的接触,没有发生体液交换的可能,因此不会传播 HIV。建议陪护人员接触患者的血液体液时,戴上防护手套。

15. 确诊了艾滋病,父母催着我结婚生子怎么办

是可以结婚生子的。当然这里需要有一个前提,就是你有一个接受你是 HIV 感染者的对象。但在现实生活中的确很困难实现,能够接受这样事实的他 / 她并不容易找到。但也并不是绝对的,要相信"有情人终成眷属"这句话。如果姻缘能够发生,通过母婴阻断,生孩子是不成问题的,目前国内这方面的技术也是很成功的。北京地坛医院就有相当丰富的经验,多年来通过母婴阻断技术分娩的 HIV 感染者的小宝宝,无一例被感染HIV。

16. 该不该告知孩子

在一起正常生活的家人是不会通过家庭生活而被传染艾滋病的。你的确诊情况是否告知孩子应该视具体情况、考虑周全以后再做决定。这里我们给你如下建议,谨作参考:①如果孩子还小,就先不要告诉他 / 她,和艾滋病相关的物品、药品也尽

量不要让孩子看到,注意保护好你的隐私;②建议在孩子成年以后(或者过了青春期以后)再开始逐步的告诉他／她。可以先让他／她了解一些艾滋病方面的有关知识和传播途径,采取循序渐进的方法进行;③如果你一直下不了决心告诉孩子,可以选择继续隐瞒下去,顺其自然。虽然这个办法很无奈,但在现实生活中,很多 HIV 感染者都是这样做的。

17. 病毒载量查不到了,是否可以有正常的性生活

是可以的。但是建议你在性生活的时候还是应该使用安全套,而且使用的时候还要注意正确的方法。这是因为虽然病毒载量查不到了,但那只是代表以前的结果。其实,在现实生活中,病毒载量无论查到与否,都可以有正常性生活,只要注意保护就可以了,所以安全性行为很重要。

18. 如果不告知配偶会违法吗

按照我国目前实行的《艾滋病防治条例》(2019 年修订)是必须告诉配偶的。因为一般情况下,你的配偶是你最为亲近且有性关系的人,理应告知其真实情况,并且对方要进行艾滋病的抗体筛查。如果配偶一旦也被感染,就要共同面对,积极接受抗病毒治疗。如果你采取恶意手段故意向你的配偶隐瞒,造成不良后果,是要负相应的法律责任的。

19. 医生有权利告诉我的配偶我被感染 HIV 的事实吗

医生是有这个权利的。但一般情况下，在告诉你配偶之前，医生应该征求你本人的意见和意愿，在你同意的情况下，医生方可告知你的配偶；如果你在确诊感染 HIV 的时候，处于昏迷或者身体不能支配的情形，医生有权利告知你的配偶（或者其他亲属、监护人），以便于进行下一步的治疗。

20. 不想把被确诊的事实直接告知伴侣，可以求助红丝带之家这样的社会支持组织吗

在你同意和授权的情况下是可以的。在像红丝带之家这类为 HIV 感染者服务的社会组织中，有专业的医护人员和志愿者，他们都经过专业知识培训，在防治艾滋病的工作中也积累了很多实际经验，已为成百上千的感染者和患者提供关怀支持，解决了很多感染者的困难和问题，是完全可以信赖的。

21. 去医院就诊看别的病，可以不告诉医生我是 HIV 感染者吗

是可以的。这也是 HIV 感染者保护隐私的无奈之举。但建议一定要到正规的医院去治疗，因为正规医院的消毒很严格，程序和措施也很健全。需要提醒的是，在正规医院就医时，如果遇到有内窥镜检查和住院情形发生的时候，HIV 抗体检测是必须要进行的。

二、家 庭 支 持

1. 什么是家庭支持

家庭支持就是以家庭为单位针对患者及其所有家庭成员进行相互支持的一种方式,它的目的是帮助患者尽量恢复到正常状态,并帮助其他家庭成员尽快适应新角色,使家庭尽快恢复正常功能状态。

2. 为什么家庭支持对于感染者来说尤为重要

HIV 感染者往往存在各种生理、心理方面的障碍,他们不仅承受着身体上的病痛,而且还承受着来自社会的歧视、家庭的歧视、自我的歧视。HIV 感染者更需要得到亲人的关心、照顾和帮助。同时,有的 HIV 感染者患病后给家庭带来了沉重的经济负担,会对家庭产生多方面的冲击,使家庭承受经济、精神等多方面压力,可能产生适应不良等家庭功能障碍和相关的健康问题。

良好的家庭支持可以给感染者提供精神支持,使感染者感受到越多来自家庭成员的关心和照顾,找到归属感,更好地把握个人的命运,对自己、家庭和工作负责;患者也会逐渐打开心扉,开始关心其他家庭成员,并逐步回归社会。

3. 失去家庭支持会对感染者有何影响

家庭是社会支持的重要组成部分,是生命活动的重要场所,良好的家庭环境是提高生活质量的前提和基础。患者一旦失去家庭的支持,会感到孤立无援,产生凄凉、悲观的消极情绪及被抛弃的恐惧,对所患疾病也有很大的影响,有可能出现拒绝服药、拒绝治疗、自我封闭、自杀、报复社会等情况。

4. 如何避免家庭成员感染艾滋病

众所周知,艾滋病的传播途径就是性传播、血液传播、母婴传播。因此在照顾病患时,我们只要注意避免以上 3 条感染途径就可以了,没有必要采取过度的防护措施。像共同进餐、同床就寝、共用马桶和其他公共设施都不会感染艾滋病。但在日常生活中,家庭成员不要让自己的皮肤直接接触到感染者的血液或体液(如精液、阴道分泌物等),如果接触到一定立即用流动肥皂水冲洗,评估接触血液的皮肤是否完整,必要时应及时到定点医院进行暴露后评估;夫妻间、同性性伴间在性生活时,要全程、正确地使用安全套,健康的一方还要定期到医院进行艾滋病抗体检测;感染者与家人的内衣裤要分开洗涤。带有患者血液或分泌物、排泄物的衣物要用消毒剂浸泡消毒后再洗涤。

5. 如何让家庭成员获取艾滋病防治等相关知识

家庭照护成员如果能够及时获取到与疾病防治和护理的

相关知识,那么对于患者身心康复会起到积极促进的作用。家庭照护成员可以在线下与患者定点医院的随访医护人员或防艾公益机构的志愿者保持良好的联系,及时了解患者身体状况并共同讨论应对措施。经常参加一些艾滋病相关知识培训;线上通过定点医院、公益机构的公众号、App、微信群等进行线上咨询和学习。通过专业指导和志愿者经验分享指导家庭照护成员在家中进行科学、系统的支持工作。

6. 在家庭照护成员日益衰老、丧失劳动能力的情况下,该寻找何种渠道进行照顾

有些 AIDS 患者可能处于半失能/失能状态,完全由自己的父母和配偶进行照顾。当患者的照顾者日益衰老、丧失劳动能力、无法照顾他们时,患者还能寻求哪些支持呢? 其实这个问题不仅是 AIDS 患者要面临的,其他患病家庭同样要面对这样的问题。艾滋病属于慢性病,在患者发病期间,家庭成员可以将今后所要面临的问题进行提前安排,就像立遗嘱一样。比如给予患者积攒一些医疗资金;提前去社会福利机构咨询 AIDS 患者救助、收留等问题;到当地民政部门申请最低生活保障;与居住地社区工作人员取得联系,争取社区照顾;立遗嘱或书写生命日志将自己的银行卡、贵重物品、固定资产等家庭财产提前做好记录以备不时之需。

7. 对新发感染者如何提供家庭支持

对于新确诊的感染者,被确诊感染这个事实从心理上就非

常难以接受,再加上受到情绪的影响、对于疾病的不了解,以及对于未来生活和健康的担忧,甚至对家庭和社会关系的维系等方面都会产生不同程度的焦虑与担忧。为此,正面的家庭支持对于新发感染者有至关重要的作用。家庭成员要创造一个平静、和谐、温馨的家庭环境,帮助感染者克服悲观、恐惧、忧虑、孤独、愤怒等不良情绪,给予他们精神上的支持和关爱,主动与他们商讨问题,激发他们的自信心及生活的勇气;尽量维护他们的尊严,多陪伴和安慰他们,让他们感受到被人关注、被人爱;要随时体会他们的感受,注意理解他们谈话中的感情色彩并给予积极的回应,促进双方情感交流,缓解他们的心理压力,并以自身积极、乐观的生活态度来影响和感染他们,让他们接受现实,调整心态,努力发掘生活的意义;还要鼓励和帮助他们积极主动与外界沟通和交流,多参加社交活动,多与亲朋好友联系和沟通,帮助他们战胜疾病和解决生活、工作中的困难。

另一方面,还可以寻求艾滋病公益机构的帮助,通过同伴分享使他们更快地走出阴影与困惑,及早回归社会。

8. 对临终的 AIDS 患者如何提供家庭支持

艾滋病目前还是我国致死率较高的一种疾病,也是世界医疗工作者需要攻克的难题,就目前全球艾滋病应对水平来看,暂无有效的根治措施,因此对于临终患者,医疗帮助不大,更多的是需要提供更多的家庭支持。临终患者同常人一样,都需要自尊和被人尊重,需要爱和温暖,这正是家庭支持的关键。家人可以根据患者的实际情况,尽量满足患者的需求,比如安排患者和最想见的人会面;按照患者的意愿安排其后事;协助患者处理未了的事宜等方法为患者提供一种符合人性和科学的临终关怀。

9. 对艾滋病患儿如何提供家庭支持

《中华人民共和国未成年人保护法》将未满 18 周岁的公民称之为未成年人。在这里我们更多的是关注如何为学龄期前患儿提供家庭支持。这个年龄阶段的绝大多数患儿是不知道自己患病情况的,父母也不会告知患儿所患何种疾病。在此时期,家长应给予患儿生活照料、身体照料和成长教育等支持。生活照料方面,应更多地考虑到患儿的营养需求、饮食安全、用药安全以及监督患儿服药,以提高患儿服药依从性的问题;身体照料方面,应多注意患儿身体发育情况,抗病毒药物对患儿的影响,定期到医疗机构查看身体状况及有无耐药现象发生等。

10. 对青少年感染者如何提供家庭支持

青少年虽然自理能力已明显提高,但正处于生理和心理发生巨大变化的时期,常常存在严重的叛逆心理,当感染艾滋病后可能无法与家人进行好好沟通,有的青少年不愿将病情告诉家人,有的青少年不愿配合积极治疗,这些都可能对健康造成严重的影响。对于此类青少年感染者,在提供家庭支持时,家人应该给予足够的支持和关爱,做到不抛弃、不放弃,做好心理关怀,给孩子活下去的勇气,鼓励患者按时、定量服药,不得擅自停药或增减用药剂量,并定期对身体进行检查,发现治疗失败应及时调整治疗方案,对此家人要给予充分的重视。

11. 对艾滋病孕产妇如何提供家庭支持

艾滋病孕产妇通常具有恐惧、易怒、多疑、自卑、焦虑的心理,在家庭因素、事业因素以及其他外来因素的影响下,情绪容易激动,表现为易怒易躁或出现抑郁及自杀倾向。尤其是刚刚确诊的孕产妇,那种将为人母时的喜悦与担心传染给婴儿的忧虑交织在一起,觉得束手无策而感到特别的悲伤、沮丧,是十分痛苦的。另外,由于目前社会公众对艾滋病传播途径的了解还很不全面,担心与 HIV 感染者接触就会被传染,因此,往往会表现出对患者敬而远之的行为或者对患者言语上的歧视。亲朋好友的回避、疏远,会使艾滋病孕产妇因自尊心受损而抬不起头、承受巨大的精神压力,显得特别内向、自卑、自暴自弃,不愿与人沟通,甚至产生轻生的念头。

因此,作为艾滋病孕产妇的家人,需要给予积极的家庭支持。对于已经怀孕的感染者要协助采取积极的措施,吃药控制病情,共同决定是否需要终止妊娠。同时也需要知道,对于艾滋病孕产妇而言,只要采取有效的阻断方式,即产前服药、剖宫产和产后杜绝母乳喂养,并在确诊期、分娩期、哺乳期实施恰当的心理护理,实行母婴阻断后,婴儿几乎不会被感染。

12. 对老年感染者如何提供家庭支持

由于老年人生理老化导致身体机能的衰老、各脏器功能减退,代偿适应能力下降,一旦感染艾滋病不仅生理上饱受痛苦,心理上更承受巨大的压力,他们会感到无法面对自己的子女和爱人,对自己的感染途径难以启齿,对死亡充满恐惧,对家人的担心、社会的歧视以及经济上负担都会导致老年感染者更容易产生自卑、悔恨、焦虑、无助、抑郁、恐慌等心理问题。

因此在对老年感染者进行家庭支持时需要注意这些特点,家人要做到不歧视患者,为患者保守秘密,不评判患者的感染原因,经常与患者交谈,减轻患者心理负担,对患者表示理解和接受。深入了解患者的心理状态,倾听患者的诉说,解决生活中的实际困难,家人可以运用心理暗示、鼓励、引导患者正视现实,接受现实。同时,要让患者知道目前艾滋病虽然不能根除,但是通过治疗是可以控制病情的进展,国家有免费治疗的政策,可以减轻家人的负担,家人只要做好防护措施也不会传染上艾滋病。消除了患者及家属的恐惧和顾虑,让家属更好的照顾患者,以满足患者对亲人陪伴的需求,缓解他们的心理压力,使其正确面对现实,积极配合治疗和护理,树立战胜疾病的坚强信心。

13. 对艾滋病合并精神疾病患者如何提供家庭支持

家人在为艾滋病合并精神疾病患者提供家庭支持时,需要注意以下事项。

(1) 家人在保障安全的情况下,可多陪同患者,使其孤独感得到缓解,并及时发现患者出现的异常行为。

(2) 心理关怀。感染者会出现躲避、恐惧、抑郁以及报复等不良情绪,所以家人需要积极与患者沟通,了解其心理情况,帮助其积极配合治疗。

（3）在精神症状得到有效控制后,家人要鼓励患者积极参与文娱活动,可以为患者播放轻柔、舒缓的音乐,使患者更加舒适,缓解患者低落、焦虑的情绪,使患者机体免疫力得到提升。

（4）鼓励患者一定要坚持抗病毒药物治疗,家人每日观察患者的服药情况,提高患者服药依从性。

（5）陪同患者就医,将患者的用药情况,身体有无出现异常状况等一一报告给主治医生,以便医生及时做出用药调整。

（6）在确保患者隐私不被暴露的前提下,将患者患有精神疾病的情况告知社区工作人员,寻求社区照顾。

14. 在被家庭抛弃的情况下,我该获得哪些支持

虽然社会公众对艾滋病的接纳程度有所改善,但歧视仍然是一个很严峻的问题。例如一些传统封建家庭、家庭成员关系紧张的家庭、单亲家庭、隔代家庭中的歧视现象要比普通原生家庭更严重。这些家庭成员在得知患者感染 HIV 后,他们在第一时间不是给予患者安慰与支持,而是给予他们语言暴力,从而导致患者脱离出家庭,去寻求社会上的支持。那么,要通过何种途径获得家庭外的支持呢?

当患者丧失劳动能力和无经济来源的时候,可以寻求当地民政部门的救助,申请困难救助、最低生活保障等;可以求助属地疾病预防控制中心,定点医疗机构可保障患者能够得到及时的救治;还可以求助艾滋病公益机构,给予同伴支持、探望、帮助,并对接一些社会资源以帮扶患者渡过难关。

15. 如何避免让家庭照护成员对感染者造成过度支持

有些家庭照护者在亲人患病后很自责,自责自己没有把患者照顾好,如果对患者多一分关心和关注,那有可能避免患病的发生,于是给予患者过多的"关心"。甚至有的家属会要求患者放弃工作,专心在家养病;有的家属不让患者出去参加朋友聚会、不让去健身房、不让去远途旅行……家属想 24 小时陪在患者身边,当患者身体出现任何状况时都会紧张的不得了。但家属的"关心"反而给患者带来了甜蜜的"负担",让患者害怕回家,害怕看见家属自责和充满关心的面容。其实,艾滋病和高血压、糖尿病一样都是慢性疾病,通过按时服药,定期复查就可以维持自身的健康状态。作为患者本人,其实也不想让家属给自己"开小灶",用一个平常心去对待自己就好了。对患者过分的照顾反而会时时刻刻都在提醒他现在和之前不一样了,他生病了,他的病有可能是家属的疏忽造成的。其实,当得知患者生病了,家人对他的关注应放在哪里呢? 例如提醒他到时间该服药了,在闲暇时候多一些陪伴,和患者来一场说走就走的旅行,鼓励他结交一些新的朋友,和他一起去公益机构做志愿者,在他工作、学业压力大的时候给以鼓励等。要尽可能的给予患者和谐、融洽的家庭环境,才有利于弥补疾病带给患者的伤害。

16. 如何为家庭照护成员减压

绝大多数感染者是可以自己照顾自己的。但是对于一些重症的 AIDS 患者,出院后则需要家属无微不至的照料,尤其是一些半失能 / 失能患者家属只能全年无休、没日没夜地看护和照料,这对其时间和精力都是极大的考验——不仅严重影响正常的生活和工作,更极易产生"久病床前无孝子"等社会问题。

"喘息"服务,不仅能够使照顾者得到短暂休息,减轻身体和精神上的压力,回归自身的正常生活,而且也能共享家庭照顾经验,学习如何更健康、更方便地照顾半失能 / 失能患者。那么家属怎样才能得到"喘息"的机会呢? 使其在"歇一歇脚、喘一口气"之后,以充足的精力、轻松的心态更好照料患者。做为家属,可以评估一下目前患者的自理能力,需要几个家属照顾。如果只需要一位家属照顾的时候,家属可以轮流进行照顾,让每一位照顾者都能够得到充分休息,这样安排还可避免人力资源的浪费;如果没有家属可以轮换的话,在经济条件允许的范围内,可请短期的家政人员代为照顾。此外,家属可能觉得心理的劳累要比身体更重。在这种情况下,家属可以寻求像红丝带之家这样的公益机构的帮助,通过专业人员和志愿者的心理疏导、同伴分享、组织与自己处境相同的家属一起分享家庭照顾经验等。让家属得到短暂的休整。

三、社会组织支持

1. 什么是社会组织

　　社会组织是指在特定法律系统下,不被视为政府部门的、不以营利为目的、具有某一服务宗旨的法人组织。广义上讲,社会组织包括了非政府组织(non-governmental organization,NGO)、非盈利组织(non-profit organization,NPO)、公民社会(Civil Society)、志愿者组织、慈善组织,以及没有在民政部门注册的社区小组。国际上的经验表明,社会组织工作方式灵活、运作成本低、工作效率高,且易于深入特定人群,他们参与艾滋病防治的作用是不可替代的。

2. 艾滋病相关社会组织服务哪些人

　　在我国,艾滋病相关社会组织主要针对HIV感染者及患者,以及受艾滋病影响的高危人群开展关怀和干预的相关工作。同时社会组织还会有针对性地对特殊人群开展工作,包括男男性行为者、女性商业性行为者、注射吸毒人群及老年人群体等。

3. 哪些社会组织可以提供帮助

近年来,越来越多的社会组织参与到艾滋病防治工作中,在各省市自治区、各区各县,600 余个大大小小的社会组织在艾滋病领域持续发挥作用。在政策倡导方面,中国性病艾滋病防治协会,各省市性病艾滋病防治协会,以及预防医学会等,与政府部门配合,倡导感染者及患者的权益保护和政策制定;在基础服务方面,北京红丝带之家、佑安爱心家园等社会组织长期与定点医疗机构开展合作,直接针对患者开展关怀与支持活动。除此之外,还有在特定人群的社区内部自发成立的社区小组等组织开展检测、医疗转介等服务。

4. 如何联系社会组织

由于社会组织通常与各地疾病预防控制中心以及定点医疗机构开展合作,因此,感染者及患者可以通过所在地疾病预防控制中心或定点医疗机构获取社会组织的联系方式。此外,中国疾病预防控制中心性病艾滋病预防控制中心、联合全国艾滋病信息资源网络(China HIV/AIDS Information Network,CHAIN),自 2005 年开始编撰《中国艾滋病社会组织名录》,收录了全国记录在案的艾滋病社会组织,需要帮助的感染者及患者可以从其中获取社会组织的联系方式。

5. 社会组织可以为我提供心理支持吗

可以。在得知自己感染之后,感染者及患者内心压抑、自责、愧疚等的负面情绪得不到宣泄,往往会引发一系列的心理问题。社会组织的工作人员和志愿者因为易于深入社区,他们往往可以与感染者及患者促膝长谈,通过心理疏导、促进自我认同、及时危机干预和社交支持等途径使感染者及患者的心理问题得到缓解。

6. 社会组织可以帮助我进行抗病毒治疗吗

可以。"早发现,早治疗"是患者免疫力快速恢复,达到预期寿命的重要前提。社会组织通过一对一服务或陪同就医,指导患者获取确证报告,及时开展抗病毒治疗及依从性教育。

7. 发生机会性感染可以求助社会组织吗

可以。艾滋病的主要临床表现是机会性感染。当发生机会性感染时,感染者及患者可以寻求社会组织的医疗转介服务,以更快地获取医疗资源。感染者及患者可以在社会组织工作人员及志愿者的指导下,去定点医疗机构的有关科室,或其他合适的医院接受机会性感染的诊疗。

8. 如果被拒诊,社会组织可以帮助我吗

可以。医疗领域歧视是艾滋病相关歧视的主要方面之一。当感染者及患者由于机会性感染或并发症,不得不转介到非定点医疗机构治疗时,有可能面临拒诊、拖延治疗等情况。感染者及患者可以求助社会组织以维护自身权利。某些社会组织中有长期为社区服务的法律志愿者,他们以专业的职业素养保障了

感染者及患者的正当权利。同时,有些社会组织长期在医院开展工作,与医院保持着密切的联系,更容易在医院与患者之间建立起沟通的桥梁,为患者的就医提供支持。

9. 如果家庭困难,社会组织可以帮助我吗

在"四免一关怀"政策的支持下,免费抗病毒治疗已大大减轻了感染者及患者的生活负担。感染者接受抗病毒治疗后,如未发生严重的机会性感染或并发症,免疫力逐渐恢复,且并未丧失工作能力,我们则认为感染者有能力照顾好自己的生活,并可取得一定的经济收入。我们鼓励感染者及患者回归社会和家庭,努力工作,积极阳光地面对生活,创造更多的社会价值。如感染者及患者因病致贫或确实属于家庭困难群众,有些社会组织可以帮助其申请最低生活保障,同时也可提供一些临时性的经济救助,以及再就业指导等服务。

10. 社会组织能为我的性伴提供暴露前后预防的服务吗

可以。性爱不能作为道德的评判标准,在"U=U"(检测不到 = 不传染)成为普遍共识的情况下,社会组织愿意通过恰当的方式,为感染者及患者的性健康做必要的指导。首先,暴露前后预防药物(PrEP/PEP)必须在医生的指导下使用,社会组织的工作人员和志愿者可以帮助其与定点医疗机构联络,以及用药后给予必要的依从性指导。在性生活上,社会组织还可以为其提供定期快速检测、赠予安全套、性健康知识普及等服务。

11. 北京红丝带之家是什么样的组织，可以帮助我吗

北京红丝带之家成立于1999年,2005年在北京市民政局正式注册,成为我国较早开展艾滋病公益事业的社会组织,其通过与地坛医院的合作积累了丰富的社会工作经验,在全国范围内为社会组织开展艾滋病防治树立了典范。作为5A级社会团体,红丝带之家依托定点医疗机构的卫生资源开展工作,下设医疗支持、感染者自助、志愿者服务、社会援助、网络宣传和法律援助六个独立的分支机构,为感染者及患者营造了一个温馨舒适的"家园",得到了社会各界的广泛关注。

北京红丝带之家主要立足于北京市开展艾滋病相关社会服务,感染者及患者遇到困难或问题时,可以拨打北京红丝带之家热线电话:010-84322252。

12. 我可以加入社会组织,成为志愿者吗

可以。"助人自助"是社会工作最基本的原则,HIV感染者及患者能够在接受帮助之后,将"爱"传递给更多的人,这将大大减少社会组织开展工作的成本,提高服务成果的转化率。我们鼓励合适的感染者加入到社会组织当中,成为一名帮助别人的志愿者,提高自我的社会价值。2019年,世界艾滋病日的主题为"Communities Make the Difference(社区创造不同)",我国将这一主题引申为"社区动员同防艾,健康中国我行动"。我们相信感染者加入到社会组织,在社区内部开展工作,有着极大的优

势,更容易在社区内引起共鸣。如果你愿意为感染者社区付出努力,社会组织欢迎你的加入。

四、安 心 就 医

1. 感染者的就医都涉及哪些方面

感染者的就医需求主要有三大类:第一类是接受抗病毒治疗的就医需求;第二类是出现机会性感染和并发症后的救治需求;第三类是与 HIV 感染无关的自身疾病或突发意外的就医需求,例如感冒、糖尿病、骨折等。

2. 如何获取抗病毒治疗

国内的抗病毒治疗在国家"四免一关怀"政策指导下已建立起一整套完整的就医流程。艾滋病是国家法定管理的乙类传染病之一,必须经过有确证资质的机构出具的确诊报告。确诊报告是在国内获取政策性抗病毒治疗的重要凭证之一。拿到确诊报告后,就可以在当地疾病预防控制中心按照流程申请免费抗病毒治疗或通过绿色通道进行转诊。一般在条件较好的地区,感染者的抗病毒治疗会安排在当地卫生部门指定的艾滋病定点治疗医院,患者只需持身份证明、确诊报告和已批准的服药申请或绿色转诊单前往指定的定点医院开始抗病毒治疗即可。通常抗病毒治疗定点医院都是本地区的传染病医院。如果当地没有定点医院,可在当地疾病预防控制中心安排下进行抗病毒治疗。

3. 如何获得确诊报告

通常当地的疾病预防控制中心可以获得免费的艾滋病检测及确诊服务。前往疾病预防控制中心检测艾滋病初筛呈阳性或自测阳性后,前往疾病预防控制中心复查的中国公民都可以直接在疾病预防控制中心获得确诊报告。在普通医院、献血中心、公益机构等艾滋病初筛阳性的患者也会由初筛机构将血液样本送至确证机构检验确诊,少数艾滋病定点医院具备确诊资质,可以直接进行确诊。确诊报告是一份非常重要的文件,将在感染者就诊、转诊、免费抗病毒治疗等环节起到重要的作用,需要妥善保存。

4. 抗病毒治疗将会持续一生,对个人造成的 经济负担会不会很重

如果感染者接受抗病毒治疗的时候没有严重的机会性感染和并发症,也没有严重的自身健康问题的情况下,进行常规抗病毒治疗方案即可。国家"四免一关怀"政策实行感染者抗病毒药物的免费提供,还给予感染者每年 1 次的免费 CD4 细胞检查和病毒载量检查,所以进行抗病毒治疗不会给感染者带来很重的经济负担。初次治疗前,一般定点医院或疾病预防控制中

心都会要求感染者做一个全面的身体检查,以便医生能够掌握患者初始的真实健康情况。服药前检查的费用各地不一,有的定点医院会有一些费用减免政策,需要具体询问就医医院,大概费用在 1 000~2 000 元。服药后的维持治疗阶段也需要进行定期体检,定期体检每年 2~4 次,每次费用大概 400~500 元左右。这些体检费用需要感染者自己承担,但所有项目均在医保报销范围内,可以使用医保减轻经济负担。如果确有经济困难,也可以咨询定点医院和当地民政部门是否有相关费用减免或救助政策。

5. 病毒载量检测不到了,是不是就可以不用再定期体检了

错,定期体检是检验抗病毒治疗成功与否和治疗期间是否产生不良反应的重要方法。国家"四免一关怀"政策中每年 1 次的免费 CD4 细胞检查和病毒载量检查尤其重要,能够检验维持治疗阶段的治疗效果并第一时间发现问题。有的药物在维持治疗阶段对人体产生的不良反应是缓慢的,数年或数十年才会显现,所以定期体检非常重要,一定要在医生的指导下按时进行。

6. 总感觉自己发生了严重机会性感染怎么办

通常早期发现早期治疗,保持良好服药依从性,各项检查正常的患者基本上不用担心会发生严重的机会性感染和并发症。正常的身体病症,只要及时到医院处理即可。只有部分发

现晚、CD4 细胞低于 200 个 /μL 以下的患者,发生机会性感染和并发症的风险会增加。这部分感染者才需要警惕机会性感染和并发症的出现。一旦发现有机会性感染和并发症,应该立即就医。就医应首选各地的艾滋病定点医院。定点医院较一般医院更具备艾滋病机会性感染和并发症治疗的经验和救治能力。

7. 感染后不敢去医院看病,害怕医院给我做 HIV 检查暴露隐私怎么办

实际上,在医院就诊时除了手术、拔牙、肠镜、胃镜、关节镜等特殊检查以及长期发热、肺炎等医生怀疑受到严重感染的情况下会进行 HIV 检查外,其余的问诊、检查、治疗等就医需求都不强制进行 HIV 检测,即使需要检查 HIV 项目正规的医疗机构也会履行告知义务,可以非常放心的就诊。

8. 如果遇到需要手术、拔牙、肠镜、胃镜、关节镜 等就医需求该怎么处理

在医疗机构进行有可能造成 HIV 通过血液、体液传播的检查或治疗项目前,医疗机构会对患者进行传染病相关各项的检查,其中就包括 HIV 检查。需要患者与就诊医疗机构主动进行充分的沟通,并告知自己的 HIV 各项指标,让医生综合评估该医疗机构是否有足够的条件可以进行这些检查和治疗。当然,最便捷的方法就是直接前往当地艾滋病定点治疗医院做这些检查或治疗,都可以获得较好的医疗服务。

9. 需要手术时被拒诊怎么办

对于感染者的一些复杂手术,不光需要医院具备处置感染手术条件,还需要术后专科护理,对于一般医院来说这点并不如传染病医院或艾滋病定点医院擅长。因此,如果就诊中遇到医院拒绝手术时,并不能单纯地理解为医院对感染者的歧视。医患双方应当坦诚地进行沟通和协商,如果就诊医院确实无法进行手术救治,应当立刻联系并转诊至具备感染手术条件又能够进行该手术的医院。但现实情况往往是能进行手术的医院不具备感染手术条件和术后护理能力,具备感染手术条件和术后护理能力的医院又不能处置这样的手术。这时候,比较方便的就医渠道就是在感染者服药的定点医院或转诊至具备感染手术条件的医院手术,也可以请能够处置这种手术的外医院医生来定点医院会诊,共同完成这样一台多方协力配合的手术。大部分复杂的感染者手术都会最终得到妥善的解决。

10. 是不是国外对于抗病毒治疗效果更好, 有必要去国外治疗吗

对于抗病毒治疗而言,全球各国都在世界卫生组织的艾滋病防治指南的基础上进行,从治疗手段、治疗流程、推荐药物上基本差别不多。国外某些国家可能在抗病毒药物的选择上会更多一些,一些国际前沿新药可能更容易获得,自费药品在价格上可能会比国内有优势。但是否在国外就医需要自己考虑多方面的因素之后综合的来评估。任何负责任的医疗机构,都会有定

期随访体检的要求。定期去国外拿药、定期体检产生的经济成本是需要衡量的重要因素。还要考虑到国际政治环境的变化可能会导致签证或出入境限制的风险,还有语言、社会包容度等因素。

11. 代购国外的抗病毒治疗药品是否可行

代购国外药品时,应该首先重点考虑药品来源的渠道是否可靠和稳定,其次是该药品的成分是否真的适合自己的病情,应该与自己的主治医生征求咨询意见,制定适合自己的个人治疗方案。此外,抗病毒治疗不是一朝一夕的事,要考虑长期服药的潜在风险。比如一些突发的国际公共卫生事件和国家间的政治、经济冲突都是潜在的断药风险,需要谨慎考虑。

12. 市面上的仿制药能吃么

仿制药是指在剂量、安全性、效力、给药途径,以及质量、性能特征和预期用途等方面与已上市的原研药相同的药物。通常仿制药从药物的主要有效成分上与原研药没有特别显著的差别。但跟原研药相比,原辅料、生产工艺及包装材料都不可能做到完全一致。通常仿制药需要经过严格的仿制药一致性评价,即药学等效性、生物等效性和临床疗效等效性之后才会上市。使用仿制药主要就是看该药是否进行了一致性评价。另外由于仿制药不能做到 100% 和原研药一致,所以在服用仿制药时也要留意辅料、生产过程中杂质等因素是否会给身体带来一些小问题,例如对辅料或杂质过敏等。

13. 感染之后出国留学或者是公派出国工作怎么办

应当对入境国相关艾滋病治疗情况做一个全面的了解，综合自己出国的时间长短和当地治疗的费用之后，再考虑是在当地进行治疗还是依旧在国内由亲友代领药物后，通过邮寄获得。如需代领药物，需要与所在定点医院或疾病预防控制中心充分沟通，提前告知定点治疗机构办理好代领药授权，定期、主动联系定点治疗机构并提供自己近期的相关医疗检查报告，以免造成失访，影响取药。

14. 担心隐私被泄露和被歧视，所以不敢去医院就诊该怎么办

需要特别说明的一点是于2013年6月29日修订的现行《中华人民共和国传染病防治法》中对于能够接触到感染者隐私的各级疾病预防控制中心、医疗机构等泄露感染者隐私的行为作出了法律层面的责任约束。明确医疗机构对传染病感染者的救治义务，并规定对感染特定传染病的困难人群实行医疗救助，减免医疗费用。这些国家法律层面的举措都将极大的保障感染者的治疗权利，让感染者能够安心的接受治疗。

15. 感染之后还能做整形手术吗

随着社会发展，经济提升，有小部分感染者对自身外形的要求提高，会寻求一些整形手术等。首先，应当确认自己的健

康状况良好。病毒经过抗病毒治疗得到抑制后,一般需要 CD4
细胞数值达到 300 个 /μL 以上才能进行手术。其次,自己做
好功课,选择正规的有能力开展感染手术的医疗机构,将自身
感染情况和目前的健康状况告知医生,提前做好相关的就医前
咨询。要与整形医生和自己定点医院的主治医生确定好自己
手术后的术后护理方案。小心谨慎,审慎评估,避免欺诈。在
国外进行手术等治疗时,应提前了解当地医疗政策,医疗机构
的资质、水平、费用、是否能够胜任感染者手术和术后感染的防
控。对于自身身体情况,一定不能隐瞒,以免手术或术后造成
严重风险。

16. 当感染者有复杂的就医需求时,如何得到 有效的帮助

　　通常情况下,较为复杂的感染者的就医需求可以直接求助
于定点医院的主治医生,通常定点医院可以解决绝大部分感染
者的就医需求。公益机构或社区组织会起到感染者和医疗机构
之间桥梁的作用,通常会与疾病预防控制中心和医疗机构保持
良好的合作关系,对于一般感染者的就医需求求助于公益机构
或社区组织时,大多可以获得比较有效的建议和协助。在病情
严重需要住院、转院、会诊、手术等情况下也能提供一些有效的
帮助。因此,与公益机构或社区组织维持良好的关系也是安心
就医的一个保障。

17. 担心本地医疗机构不能保护隐私,能去外地进行抗病毒治疗吗

受《中华人民共和国传染病防治法》的保护,进行抗病毒治疗的定点医院绝对不会主动泄露患者的个人隐私信息,患者没有必要到外地就诊。除非有亲戚、朋友在该定点医院工作,可能通过患者定期前往医院复查或体检的行为推断其患病情况,在这种情况下,患者可以根据实际情况选择去其他定点医院就诊以保护隐私。

18. 确诊后非常恐慌和焦虑,能向谁求助

确诊 HIV 感染后,很多人非常恐慌和焦虑。无论在国内、国外,公益机构或社区组织在艾滋病救治领域都发挥着非常重要的作用。许多感染者是在公益机构或社区组织的帮助下摆脱感染初期的恐惧心理和茫然,在公益机构或社区组织的帮助下顺利确诊和开展抗病毒治疗的。同时,公益机构或社区组织也是感染者一个重要的知识来源。通过公益机构或社区组织定期举办的活动,感染者可以学习到很多相关知识。对于有严重抑郁和焦虑倾向的感染者也可以寻求心理医生专业辅导或拨打医疗机构危机干预咨询热线。

19. 如何克服确诊后害怕就医的情绪

新确诊的感染者对于被确诊感染这个事实从心理上就非常难以接受,加上受到情绪的影响、对于疾病的不了解,以及对

于未来生活和健康的担忧,甚至对家庭和社会关系的维系等方面都会产生不同程度的焦虑与担忧。所以在就医过程中,很难积极地与医生配合。实际上,焦虑和恐惧都来源于对疾病的无知,随着感染者对艾滋病相关基础知识和治疗知识的不断深入了解,大多数感染者都能够缓解大部分焦虑情绪,积极地配合医生进行抗病毒治疗。随着治疗的深入,感染者对自身健康状况的掌握和健康的逐渐恢复,慢慢地能够对发生在自己身上的一些常见疾病有一个客观的判断,从容的就医。所以,感染者可以寻求疾病预防控制中心、定点医院、公益机构或社区组织的心理干预。尽可能的多参加一些定点医院、疾病预防控制中心、公益机构、社区组织等定期举办的相关专家讲座,不断的提升自身对于疾病以及治疗相关的知识结构,最终达到理性对待疾病,能安心就医。

20. 在定点医院使用医保卡之后再去别的 医院就诊,会暴露自己隐私吗

不会的。医保卡是用于享受医疗保险实时结算的,别的医院并不能通过医保卡查询到定点医院进行抗病毒治疗的个人病案。可以放心使用。

21. 在定点医院抗病毒治疗中使用医保卡, 单位会不会知道

通常情况下,单位是不可能知道你用医保卡的就诊信息的,单位没有权限进入社保系统查询你的就诊信息。但如果单位有补充医疗保险的情况下,你将定点医院抗病毒治疗产生的

治疗费用进行二次报销时,部分单位会先收集票据和病历再统一提交保险公司,这样单位负责二次报销的同事和补充医疗保险公司可能会根据你提交的诊断证明了解到你的病情。如果补充医疗保险是个人直接提交保险公司的话,单位则不会知道你的情况,只有保险公司知道。

22. 感染后,还能投保重大疾病、医疗等商业保险吗

　　这需要认真的研究保单上保险公司的免责条款。如果免责条款中明确了 HIV 是免责的,那么就没有必要投保了,已投保的保费可以要求保险公司退保返还。通常重疾险、医疗险、寿险大部分都对 HIV 免责。随着医学技术的发展,HIV 治疗手段的提高,目前市面上也有一些针对 HIV 感染者的定制保险种类推出,感染者可以了解这一类商业保险。但需要提示的一点是针对 HIV 的商业保险条款强调感染者必须进行抗病毒治疗,并且有良好的依从性。理赔时需要提供定点医院连续治疗的依据。所以保持良好服药依从性并定期检查非常重要。

23. 在定点医院使用了医保卡,为什么缴费还是按照自费的金额缴

　　首先,需要向当地医保机构咨询医保卡是否需要先经过指定才能够在医疗机构实时结算。其次,要咨询当地医保机构具体医保起付线,每年发生在起付线以内的属于医保范围内的费用是需要自己承担的。超过起付线的属于医保范围内的部分就

可以实时结算了。最后,在缴费环节,一定要出示并使用医保卡,医保实时结算才可以进行。需要注意的是使用医保卡时,不在医保目录中的自费药品和检查项目也还是需要自己支付。

24. 要去很远的城市工作、生活或学习,该怎么办

感染者的抗病毒治疗服药关系是可以像转户口一样转移到其他城市的。如果需要转移到外地,需要先向外地疾病预防控制中心提出转入申请,再联系好转入定点医院。然后回到原服药城市向服药关系所在的疾病预防控制中心办理转出,向原服药的定点医院办理病案转出。一定要准确的向原服药定点医院告知新的定点医院名称,以免转出失败。此外,在办理转出时,需要合理规划时间,至少保证自己余药量不低于 1 个月。

25. 生了一些小病,能不能不去医院自己吃药

身体健康状况良好的情况下,一些常见的小毛病,居家就能处理的自己可以处理。但需要仔细阅读药品说明书的药品间配伍禁忌。有拿不准的,就需要咨询医生和药师药物是否有配伍禁忌,以免影响治疗效果。对于一些长期服药的慢性病,在服药的时候也尽量将不同的药物分开 2 小时以上间隔服用。如果感染者有发热 38.5℃以上、腹泻 3 天以上的情况,就立即前往医院就诊。

26. 艾滋病又不能治愈,还需要治疗吗

目前,艾滋病是无法治愈的。但是系统的抗病毒治疗可以

将艾滋病变成一个慢性病。目前,艾滋病的治疗目标是最大限度地减少病毒复制,最大限度的保存免疫能力,提高患者的生活质量,减少艾滋病传播。如果感染后不及时治疗,会危及到生命。患者及时治疗,保持良好的服药依从性,可以获得与普通人一样的健康和寿命。

五、应对歧视:相关法律法规及权益、隐私保护

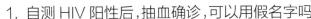

1. 自测 HIV 阳性后,抽血确诊,可以用假名字吗

不可以,艾滋病属于乙类传染病,国家有传染病监测制度,所有的感染者信息都需要据实统计并上报国家。因此,确诊时是需要查验身份证明的。如果真实身份证信息与确诊报告不一致,患者也不能享受到国家"四免一关怀"的治疗政策,不能免费获得抗病毒治疗药物。

2. 提供身份证确诊后,我的个人信息会保密吗

完全会保密。根据《中华人民共和国传染病防治法》规定,感染者的信息是受法律保护的,任何疾病预防控制机构、医疗机构、以及工作人员均不可向外泄露感染者的隐私信息,违者受到

法律制裁。所有能够接触到感染者信息的工作人员都是签订了保密协议的,可以放心的确诊、就医。

3. 哪些机构可以看到确诊信息

如果是在疾病预防控制中心确诊的,你所确诊的疾病预防控制中心、居住地或户籍所在地疾病预防控制中心和上一级疾病预防控制中心可以看到你的信息。如果你是在医院发现的感染,初筛阳性的医院可以看到。如果已在进行抗病毒治疗,那么所在的定点医院可以看到。如果你是异地就医,你的常住地疾病预防控制中心可以看到。

4. 学校会知道我感染了 HIV 吗

学校会知道有学生感染了 HIV,但不会知道是哪一名学生。确认感染 HIV 后,你的个人信息除了疾病预防控制中心、初筛医院、定点医院以外,其余的个人和单位都不会知道。自己需要在宿舍做好隐私保护。

5. 单位会知道我感染了 HIV 吗

除了军人、警察、飞行员、教师、公务员及在某些事业单位工作人员、外交或外派人员会要求进行入职体检或定期检测 HIV 外,其余的单位和职业从业人员不会要求检查 HIV。即使感染,除了疾病预防控制中心、初筛医院、定点医院,其余的个人和单位都不会知道你的隐私信息。

6. 经过 HIV 治疗后,再去别的医院处理其他问题,我的就诊记录会显示吗

除了进行抗病毒治疗的定点医院和做过 HIV 检查的医院外,其余的医疗机构不能够通过医保卡查询到你在定点医院和做过 HIV 检查的医院的病历。抗病毒治疗的定点医院和做过 HIV 检查的医院也受《中华人民共和国传染病防治法》约束,不会向任何机构和个人透露你的隐私。

7. 由于工作原因要外派国外一段时间,出国的时候体检若是查出来 HIV,会告诉单位吗

告知本人,原则上是不会直接告诉单位。但是需要看外派机构单位的性质和委托关系而定。

8. 会不会因为 HIV 感染而被限制人身自由

不会,艾滋病传播仅限于血液传播、性接触传播、母婴传播 3 种途径,不属于《中华人民共和国传染病防治法》所规定的需要采取控制措施的烈性传染病,不会限制感染者的自由。感染者可以自由地生活和开展抗病毒治疗。

9. 医生会不会把感染的事情告知家人

《中华人民共和国传染病防治法》第六十八、第六十九条规定:故意泄露传染病病人、病原携带者、疑似传染病病人、密切接触者涉及个人隐私的有关信息、资料的。疾病预防控制机构和

医疗机构将会受到法律的惩处。但 2019 年修订的《艾滋病防治条例》第四十二条规定：对确诊的艾滋病病毒感染者和艾滋病病人，医疗卫生机构的工作人员应当将其感染或者发病的事实告知本人；本人为无行为能力人或者限制行为能力人的，应当告知其监护人。

10. 医生会不会因为我有艾滋病而拒绝治疗

不会，2006 年国务院颁布的《艾滋病防治条例》第四十一条规定：医疗机构应当为艾滋病病毒感染者和艾滋病病人提供艾滋病防治咨询、诊断和治疗服务。医疗机构不得因就诊的病人是艾滋病病毒感染者或者艾滋病病人，推诿或者拒绝对其其他疾病进行治疗。

11. 受到了歧视应该怎么办

歧视是指人对人就某个缺陷、缺点、能力、出身以不平等的眼光对待，使之得到不同程度的损失，多带贬义色彩，属于外界因素引发的一种人格扭曲。艾滋病歧视本质上是对 AIDS 患者的一种严重性的侮辱，也相当于是对 AIDS 患者人格上的一种歧视。若遇到歧视现象可以不予理睬，做好自己。同时自身强大，是应对外来歧视的最好武器。若遇到上述情况发生，情况严重的也可以采取到相关部门投诉或用法律武器保护自己的方法。

12. 个人感染信息被泄露怎么办

侵犯个人隐私属于民事侵权，可以要求停止侵害、恢复名誉、赔礼道歉、赔偿损失。

(1)《中华人民共和国宪法》第三十八条:中华人民共和国公民的人格尊严不受侵犯。禁止用任何方法对公民进行侮辱、诽谤和诬告陷害。

(2)《中华人民共和国民法通则》第一百零一条:公民、法人享有名誉权,公民的人格尊严受法律保护,禁止用侮辱、诽谤等方式损害公民、法人的名誉。

(3)《中华人民共和国治安管理处罚法》第四十二条:公然侮辱他人或者捏造事实诽谤他人的;偷窥、偷拍、窃听、散布他人隐私的,处五日以下拘留或者五百元以下罚款;情节较重的,处五日以上十日以下拘留,可以并处五百元以下罚款。

13. 入职或入学时被偷偷查了 HIV 怎么办

《艾滋病防治条例》第三条明确规定:任何单位和个人不得歧视艾滋病病毒感染者、艾滋病病人及其家属。艾滋病病毒感染者、艾滋病病人及其家属享有的婚姻、就业、就医、入学等合法权益受法律保护。当个人权益受到损害的时候,可以争取自己的权益。

14. 国家对感染者有什么政策上的福利或帮助

《艾滋病防治条例》第四十四条明确规定:县级以上人民政府应当采取下列艾滋病防治关怀、救助措施。

(1) 向农村艾滋病病人和城镇经济困难的艾滋病病人免费提供抗艾滋病病毒治疗药品。

(2) 对农村和城镇经济困难的艾滋病病毒感染者、艾滋病病人适当减免抗机会性感染治疗药品的费用。

（3）向接受艾滋病咨询、检测的人员免费提供咨询和初筛检测。

（4）向感染艾滋病病毒的孕产妇免费提供预防艾滋病母婴传播的治疗和咨询。

此外，对生活困难的艾滋病病人遗留的孤儿和感染艾滋病病毒的未成年人接受义务教育的，应当免收杂费、书本费；接受学前教育和高中阶段教育的，应当减免学费等相关费用。对生活困难并符合社会救助条件的艾滋病病毒感染者、艾滋病病人及其家属给予生活救助。

15. 在国家医保政策范围内有哪些受益

2004年，国务院发布了《关于切实加强艾滋病防治工作的通知》，将抗艾滋病病毒药品纳入城镇职工基本医疗保险及新型农村合作医疗报销目录和城乡医疗救助支出范围。2017年，国家人力资源社会保障部发布《国家基本医疗保险、工伤保险和生育保险药物目录》，除了将国家免费药物抗病毒药物全部纳入甲类药品目录外，还把一些专利药物，如恩曲他滨替诺福韦、利匹韦林纳入到了乙类药品目录。2019年，第二类非核苷类药物利匹韦林，作为依非韦伦的替代药物，在全国多所医院开通了医保实施结算报销。同年整合酶类合剂艾考恩丙替片也被列入医保目录，造福感染者朋友。

此外，抗病毒治疗阶段的绝大多数定期体检项目都纳入医保报销范围内，可切实减轻感染者负担。

16. 合租的人发现我有艾滋病,并告诉了房东, 房东提前与我解除租房合同,该怎么办

首先,建议你注意保护个人隐私,如发生上述情况可以拒绝提前解除租房合同,要求继续履行合同。必要时可以根据国家相关法律法规用法律的武器来捍卫自己权益,向泄露隐私的个人和房东主张自身正当权益。

17. 身边的朋友把我感染的事情散布出去, 该怎么办

侵犯个人隐私属于民事侵权,可以要求其停止侵害、恢复名誉、赔礼道歉、赔偿损失。必要时可以保留相关证据,走法律途径解决。如果不是你告知过身边的朋友,你也可以选择否认自己感染艾滋病的事实。

18. 疾病预防控制中心或医院的人让我感到 被歧视,该怎么办

可以向其上级主管部门投诉,并且告知其行为已经对我的人格造成侮辱,要求修正行为,端正对患者的态度。必要时可向当地政府卫生主管部门反映,改进疾病预防控制中心或医院相关工作人员的服务态度。

19. 家人因为我有艾滋病把我赶出家门怎么办

可先请有沟通能力的医护人员或艾滋病领域的志愿者

跟家人沟通,做协调工作。必要时可采取法律手段维护自身权益。

20. 家人因为我有艾滋病而拒绝为我提供帮助该怎么办

可根据相关法律进行合理权益主张。也可通过当地县级以上地方人民政府申请对生活困难并符合社会救助条件的艾滋病病毒感染者、艾滋病病人及其家属给予生活救助。县级以上地方人民政府有关部门应当创造条件,扶持有劳动能力的艾滋病病毒感染者和艾滋病病人,从事力所能及的生产和工作。

21. 在结交伴侣时,需要向对方说明自己的感染情况吗

根据相关法律法规,HIV 感染者有义务阻止传染病的传播,对配偶有应尽的告知义务。如果未尽告知义务,未对配偶进行保护,如将疾病传染给配偶,也构成故意传播性病艾滋病罪,会受到法律的制裁。

22. 我的隐私被泄露,我知道是谁,但是我没有证据怎么办

中国法律法规要求"谁主张,谁取证"。需认真收集相关证据、证人、证词,以寻求法律的保护。

六、养老服务

1. 岁数越来越大了,以后拿不了药怎么办

　　首先,建议出行时注意出行安全,特别是上车、下车、过马路时一定要小心。其次,家人如果知道感染者的情况最好由家人陪同就诊。如果家人不知道,建议将感染艾滋病的情况告诉一个你觉得可靠的家人或朋友,早期可以让他陪着你来,以后让他帮你取药,也就是在你需要化验检测抽血时陪你一起来,不抽血时让他帮忙代取药。记住身体不适需要外出时,一定要寻找家人和朋友的陪伴和帮助,以保障安全。由于一些与艾滋病相关的污名,很多老年人不愿意将自己感染艾滋病的情况告知家人,害怕家人歧视或给家庭带来耻辱,同时也阻断了艾滋病治疗方面的家庭支持。希望你能告知家人并获得支持。

2. 老了以后可以去养老院吗

　　独自生活的感染者一定要注意居家安全,身体不适时要及时看医生,还可以在家中安装一键式报警装置便于紧急联系获得救助。目前,大部分养老院不接受 HIV 感染者。我们相信随着养老社会服务的不断改进,一定会有养老院接受传染病患

者的,要经常保持和红丝带等社会组织的联系,及时获取最新信息。

3. 老年感染者如何安享晚年

想安享晚年,我们一定要提前做好准备。和普通老人一样,要有一定的经济储备,有固定的居住场所,有自己的亲朋好友,按年龄阶段规划一些自己想做、爱做的事情,如上老年大学、做志愿服务、旅游、养宠物、养花草、写字、画画、含饴弄孙等自己想做的事情。老年感染者应从生理、心理及社会三方面考虑自己的养老问题,同时获取家庭和社会的支持,注意身体健康,包括注意按时服药、定期体检。

老年人还要了解周边可利用的老年人服务设备设施等资源,如老年人活动中心、一键式服务、午间食堂、志愿服务、家庭医生服务等,促进老年生活的便利化、安全化。俗话说,求人不如求己。只有自己内心强大才可以顶住压力,朋友的支持只是锦上添花。我们还可以提高自己的抗压能力,如积极锻炼身体、补充营养、培养良好的作息习惯等。

4. 老年感染者怎样缓解心理压力

每个人都有压力,老年感染者也不例外。要知道每个人的减压方式可能有所不同,有些人压力大时会哭泣,有些人压力大时会大吃一顿,也有些人压力大时找老朋友喝顿酒叨唠叨唠等。想一想你平时压力大时是怎么做的? 一个人感觉压力比较大时,及时处理比较好,说出来、采取行动,最好不要闷在心里。

自己感觉压力大时,还可以寻找专业医护人员帮忙,必要时在医生的指导下药物治疗。老年人的大部分压力是由各种各样问题引起的,如经济问题、情感问题、告知问题、子女关系问题等,大家一起及时处理问题会缓解相应的压力。

5. 除了抗病毒药,每天我要吃降压药、降脂约, 怎么办

很多感染艾滋病的老年人每天要吃好几种药,只要分开不同时段吃就可以了,如降压药一般早晨服用,抗病毒药定点服用就可以了。随着我们身体的老化,心血管系统的效率降低,大动脉也有不同程度的老化,老年人常伴有心血管疾病冠心病和高血压。老年人的适当运动和均衡饮食是预防心血管疾病的有效方法,还应减少盐的摄入,定期体检。建议老年感染者保持健康的生活方式,戒烟、限酒,采取适宜的运动方式增强体质,促进身体健康。

6. 万一在家摔伤了怎么办

摔伤后,首先要镇静,有家人在家时先不要动,大声呼喊家人帮忙;没有家人时,自己首先要评估一下情况是否严重,摔伤不严重时,常见为肿痛症状,局部肿胀可以按压患处,24 小时内冰敷,超过 24 小时热敷;若局部疼痛严重,有可能是骨折,一定要到医院检查处理。严重摔伤后,常见为出血和骨折两种情况,出血可以先自行压迫止血,注意不要让家人徒手触碰你的血液,可以戴手套后协助;骨折时尽量不要改变受伤部位姿势,及

时拨打 120 求助,请医生处理。

7. 感觉自己记不住事,脑子越来越不好使了, 怎么办

　　大部分老年人会对老年智力和认知能力退化产生恐惧。老年人智力下降只是少数,但疾病,特别是心脑血管疾病对老年人智力有很大影响,如脑出血、脑梗等。环境因素和老年智力有密切关系,在熟悉的环境中智力水平有所提高。老年人在没有疾病的情况下,大脑有无比的记忆容量,且不会受年龄变化的影响。社交隔离和缺乏社交活动对老年人智力有负面影响。老年人出现认知功能退化并不是老化的正常过程,要保持认知能力,大脑要常有刺激性和充实的活动。在老年记忆过程中,记忆的动机是重要的。当记忆能够牵动感情时,就被深深地嵌入脑海。一些老年人会选择遗忘他们认为没必要记住的事情。老年艾滋病患者可以学习艾滋病相关知识,通过学习、锻炼、积极参与活动提高记忆力。建议老年艾滋病患者要注意保持积极的生活态度、参加有意义的活动、与家人、邻里和朋友保持良好的关系,注意保持自己的智力和社交能力,让我们的老年生活更有意义。

8. 感染艾滋病后还能和子孙有亲密接触吗

　　当然可以。艾滋病不会通过日常接触传播,你看孙子时可以和一般老人带孩子一样,带他出去玩耍、抱他,给他洗澡、做饭、喂饭、换尿布、洗衣服等。因为唾液和汗液当中 HIV 的含量很少,可以忽略不计,所以亲吻孩子也不会传染。需要注意的是

不要嚼饭喂小孩子;手上有流血或有渗液的伤口时,一定要先进行消毒处理,然后用防水创可贴粘上,就可以继续照看孩子。

9. 得了艾滋病后,就想一个人生活正常吗

这要看你自己感觉是否正常。感染艾滋病以后一些人会有逃避心理,觉得自己不好,怕力一别人知道了自己是 HIV 感染者嫌弃,和别人交往有心理压力,但自己的内心还是希望和以前一样与大家交往。还有一类人,自己从内心就不愿意和别人交往,喜欢自己一人独自看书、锻炼、养花弄草等,怡然自得。我们建议你扪心自问:假如我没有感染艾滋病会怎样做? 记住艾滋病是不会通过日常接触传播的,尊重你自己内心的想法去做最好。

10. 60 多岁睡眠越来越少正常吗

随着年龄的增长,老年人睡眠越来越少是正常的。正常老化过程中,人的睡眠模式会改变。随着年龄的增长,人的睡眠时间逐渐减少,如早醒、白天经常打盹等。晚睡可以帮助老年人稳定作息时间,恢复较好的睡眠质量。保障充足和良好的睡眠可以帮助老年人保持健康。服用联合抗病毒药物会对老年感染者的神经精神系统,特别是睡眠产生一定的影响,应注意咨询医生给予对症处理或在医生指导下更换药物。

11. 皮肤经常青一块、紫一块的,是不是病情加重了

一般不是。随着身体的老化,皮下脂肪减少、皮肤变薄,轻

微碰撞或跌倒就可能导致更严重的瘀伤,所以老年人要注意避免磕碰。由于皮肤表皮血液循环变慢,皮肤伤口愈合时间延长,所以老年人要注意避免皮肤外伤。天气冷热的转变对老年人而言是危险的,所以老年人要注意适时穿脱衣服,避免高热和寒冷的温度刺激,以老年人感觉温暖舒适为宜,夏季避免日晒过久,冬季避免温度太低时外出。老年人患皮肤癌的危险性非常高,应注意观察痣和色斑的变化,有问题及时就诊。老年感染者按时服药定期体检非常重要,较少患者出现血液系统问题时会有严重的皮下瘀斑,常规检测时医生会及时发现这些问题并予以处理。

七、网络资源与网络安全意识

1. 学习艾滋病的基础知识可以去哪些网络平台

学习艾滋病基础知识的平台非常多,可以选择各地的疾病预防控制中心、各级性病艾滋病防治协会、艾滋病定点医院、中国红丝带、中华红丝带基金、北京红丝带之家等的官方网站以及官方微博、微信公众号、小程序,也可以选择一些知名的公益机构或知名艾滋病领域专家的官方微博、微信公众号。

2. 可以加入感染者自建的微信群、QQ 群吗

可以加入,与感染者们共同分享治疗相关的心得体验和相互鼓励。但值得注意的是,一定要保护好自己的隐私信息,避免陷入网络上个人进行的诈骗等圈套,不要从不认识的网友和私人手中购买抗病毒治疗药品。要对网友提供的信息进行真伪分辨,尤其是涉及治疗相关的信息,应以定点医院主治医生的为主。如果无法分辨其真伪,应联系权威机构进行求证。

3. 如何正确使用网络交友软件

网络交友软件给大家的社会交往带来了极大便利,丰富了大家的情感生活,也能够便捷的寻找到自己的同类。使用网络交友软件时,需注意加强个人防范,对发布个人照片等行为将会造成的一些风险应有所了解。在软件上,应避免谈及自己的姓名、住址、工作单位等隐私信息泄露。同时,要防止陷入精心策划的要挟或感情诈骗圈套中。积极、健康的交友观念会带给大家不错的社会交际愉悦感。

4. 与网友见面应该注意什么

首先,需要注意自己的人身安全、财产安全以及隐私安全。见面地点最好选择在人多的公众场所,不要将不熟悉的陌生人带回自己家。随身不要携带大量的钱财和贵重物品。尽量不要去陌生人安排的酒店等场所,以防被偷拍或要挟。见面交谈中,要注意保护自己的个人隐私,不要将自己住址、工作单位、感染

情况在未深入了解对方之前告知对方。如果到了服药时间,也要注意服药的隐私保护。不喝陌生人给你的水和饮料,谨防被下药。远离毒品。如果发生性行为,一定要保证安全性行为,避免感染上各种性传播疾病。如果发生一些危及人身安全及财产安全的情况,应立即拨打 110 寻求警察的帮助。

5. 如何在网络上保护个人隐私

网上生活保护个人隐私应做到:不在网上轻易留下或透露有关自己住址、工作单位、感染情况等敏感信息;不轻易点击陌生人给的链接和扫二维码;不轻易给陌生人转账;给自己的电脑定期进行病毒和木马的查杀;不要轻易将自己电脑和手机借给不信任的人使用,定期清理电脑和手机的上网记录和搜索记录;电脑、手机、支付软件及交友软件等需要设定复杂密码。

6. 如何在网络上正确地发表意见

在网上发表意见时,应当遵守国家相关网络方面的法律法规,发布负责任的言论和意见。做到不人云亦云,道听途说,不传谣、不信谣。对于艾滋病相关的话题,应本着真实、来源可靠的原则发表相关见解和意见。对于确诊、就诊、抗病毒治疗相关的言论应符合当地疾病预防控制中心和定点医院的事实。对他人关于抗病毒治疗及并发症等医疗相关的问题应做到实事求是的发表意见,并以疾病预防控制中心和定点医院的权威说法为准,以免传递错误信息延误他人病情。

7. 可以在网上寻求帮助吗

可以的。感染者关于感染后的确诊、就诊、抗病毒治疗、服药疑问、心理疏导等一系列问题都可以在网上求助。但一定注意的是求助的对象要可靠。一般当地疾病预防控制中心、定点医院、防艾公益组织等都会有工作人员或志愿者在网上开辟求助渠道，帮助感染者顺利进行治疗。向热心病友求助的话，要注意保护自己隐私信息，并谨防钱财诈骗和私人售药等不可靠的行为。

8. 如何看待网络上的恐艾人士

绝大多数恐艾人士的恐艾行为源自他们对艾滋病知识的缺乏，不能正确的理解和认识到艾滋病的传播途径和相关预防知识，所以导致对艾滋病的恐惧。大部分恐艾人士经过艾滋病知识的普及以及相关医学专家的心理辅导都能够建立起正确的艾滋病观念。当然，也有极少数人因为自身偏执的性格或其他一些原因始终会恐艾，甚至嫉妒厌恶感染者。这些人只是少数，在网上尽量避免接触这样的人就行了。

9. 如何预防网络诈骗

网络上的诈骗无外乎就是那几个套路，只要保持清醒的头脑和判断力就不会陷入骗局。比如有人会以交友为借口，慢慢的吸引人入套进行诈骗；有人会以代购国外的药品为幌子行使骗局；还有以发生性行为来做遮掩，以偷拍照片、视频等为要挟；还有以介绍工作、做兼职、炒期货之类的挣钱方法实施诈骗。骗子手段虽然多,但防范万变不离其宗,其一是无论如何都不能有转账和购买的行为;其二是一定要注意保护好自己的隐私。这样骗子也无处下手了。

10. 如何在网络上为性伴侣寻求快速检测服务

在各地疾病预防控制中心、正规的公益机构、社区组织等都可以进行免费的 HIV 筛查,有的还可以通过公众号或小程序在网上进行预约。除此之外,也有不少公益机构可以提供网上免费申领并邮寄试剂进行自我检测的服务,也可以长期关注,定期检测。

11. 如何在网络上为性伴侣获得暴露前后预防的资讯

各地疾病预防控制中心、开展暴露前后预防就诊服务的定点医院、正规的公益机构、社区组织等的官方网站或公众号都会有相关的信息可供查询。部分地区的防艾公益机构志愿者也对本地区的暴露前后预防非常了解,可以求助。需要提醒的一点是,一定要去专业正规的定点医院进行暴露前后预防。在医生的指导下进行体检、复查和服药,切勿从个人手中购买药品自行服用,否则非但无法保障暴露前后预防的效果不说,还有可能导致身体上的一些严重损害。

12. 在网上浏览信息、发布内容时应遵守哪些法律法规

在网上浏览信息,应遵守国家相关一系列的网络相关法律

法规,具体涉及的法规较多。总结相关内容包括:首先,应做到保障国家安全和国家形象,发布的信息要真实,不能编造不实信息被国外敌对势力利用。保护自己和他人的隐私,尤其是身边感染者的隐私信息,不侵犯他人权利。不发布、浏览和传播扩散涉及黄、赌、毒的信息,对突发公共卫生事件、突发社会事件等要以官方信息发布为准。不参与网络暴力行为。只要能做到以上要求基本就可以了。

13. 如何对待网络上的谣言和不实信息

对待网络上的谣言和不实信息应做到不信、不传、不理会。并应劝阻身边的朋友、病友不被谣言和不实信息误导。对于影响恶劣,影响面广的谣言和不实言论,可以向网络平台管理方、工信部或者国家网信办网络信息举报平台等渠道进行举报。

14. 了解艾滋病相关法律法规可以去哪些网络平台

我们国家关于艾滋病的主要法律法规有《中华人民共和国艾滋病防治条例》《中华人民共和国传染病防治法》《中华人民共和国传染病防治法实施办法》《中华人民共和国国境卫生检疫法》《中华人民共和国外国人入境出境管理办法》等。这些法律法规在国家和各省、市、自治区的人民代表大会官方网站上都可以查到。

根据国家的法律法规,各省市人民政府也制定了适合本地的一些政策和规定,在你当地的政府、疾病预防控制中心和性病艾滋病防治协会的官方网站上可以查到。

15. 如何辨别网络上艾滋病相关讯息的真伪

如果你浏览登录的是政府官方网站、传染病专科医院的网站,或者是由政府支持的关怀 HIV 感染者的社会组织网站、微信群和 QQ 群,你所得到的讯息就会是客观的、可信的、充满正能量的。

如果你浏览登录的是个人网站或者是个人的微信群和 QQ 群,这里的信息往往都是个人的体会流露,个人的观点,甚至有些是感染者消极情绪的发泄,因此没有科学性、客观性;即便个别问题有一定道理,也只是孤立事件,是个例,没有普遍性。尤其对于一些新确诊的感染者,辨别信息真伪能力还比较差,再加上刚刚确诊,本来情绪就很混乱,获得了一些负面信息以后,会增加精神压力和负担,对解脱负面情绪非常不利。

16. 中老年感染者及患者如何获取网络信息

确实,有很多中老年患者不会上网,很多网络信息不能够及时得到。尤其是有关艾滋病的新知识、新的治疗信息不能够第一时间共享。下面给出几个解决这个问题的建议。

(1) 在不暴露个人隐私的情况下,通过自己的子女、亲属把网络上的信息传达给中老年患者。

(2) 通过询问医护人员获得。

(3) 通过患者同伴或者是服务于 HIV 感染者 /AIDS 患者的同伴志愿者来获得。

　　（4）中老年患者根据自身的实际情况,拿出"坚持服药依从性"的精神,学习一些简单的上网技能,自己解决"获取网络信息"的方法。

17. 遇到问题时,可以拨打哪些热线电话

　　各省、自治区、直辖市的疾病预防控制中心、定点医院、性病艾滋病防治协会和像北京红丝带之家这样为 HIV 感染者/AIDS 患者提供关怀支持的社会组织都有热线电话,在当地进行查询即可。当遇到问题时,这些咨询电话会给你提供热情、周到、满意服务的。

　　北京红丝带之家的咨询电话是·4000681221、(010)84322252

（吴国安　王克荣　周子健　李镇男　旭东　廖维　于艳平）